임상면역학
Clinical Immunology

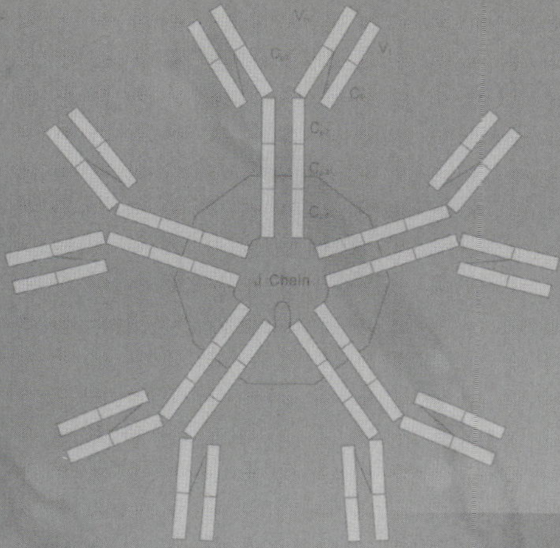

2nd Edition

임상면역학

Clinical Immunology

서 설 저

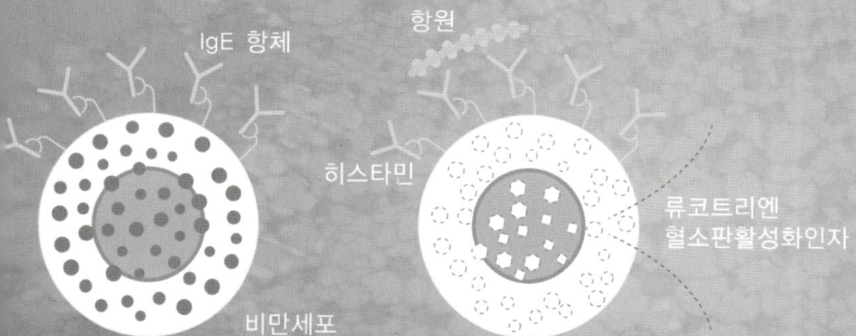

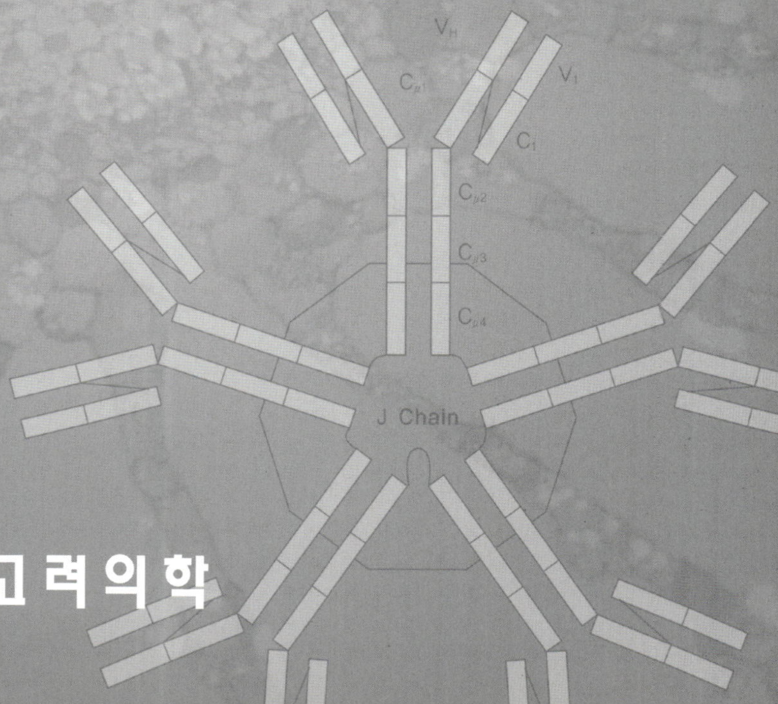

고려의학

머리말

오늘날의 면역학의 연구방향은 종래의 한정된 감염 방어기전을 벗어나 다양한 방면의 면역현상에 대한 연구가 진행되고 있다. 이와 관련된 분야로 면역생물학(immunobiology), 면역화학(immunochemistry), 면역유전학(immu nogenetics), 분자면역학(molecular immunology)등이 있다. 이들은 제각기 밀접한 관계가 있으며 특히 임상의학에 관련된 면역학이 임상면역학(clinical immunology)이다.

면역학은 미생물의 한분야로 시작되어 오늘날 임상의학 뿐만 아니라 생명과학분야에서도 빠르게 발전하고 있는 분야의 하나이다. 그러한 의미로 볼 때 면역학을 전공하는 학생들이 용어 해석상의 이해도에 있어 면역학분야의 지식을 얻는데 어려움이 따를 것이 예상되어 이를 보다 쉽게 이해 시키고져 했으며 또한 새로운 면역학 지식을 얻고져 하는 자에게는 다양하고 기초적인 지식을 얻는데 어려움이 없도록 하였다.

이번 개정판은 다양한 새로운 정보를 포함하고 있으며 임상면역학의 기초적인 이해를 돕고져 각 장마다 그림 및 표를 삽입 보완하여 학생들의 이해도를 더욱 높이고져 하였다. 또한 임상면역학의 기본이론을 바탕으로 면역과 관련된 질환의 병적기전을 이해하고 질병 진단 및 치료 예방에 응용될 수 있도록 구성하여 학생 스스로가 공부할 수 있도록 마련하였다.

앞으로도 내용에 더욱 더 충실을 기하도록 노력할 것이며 끝으로 이 책을 출간하는데 도움을 주신 고려의학 편집부 임원과 최병진 사장께 감사를 표하는 바입니다.

2009. 2.

서 설

Contents

Contents

❖ 8장 B-cell 분화, 활성 및 기능 97

Contents

✤ 12장 주요조직적합성 복합체: MHC 141

✤ 13장 과민반응 155

Contents

Chapter 1

학습목표

1. 면역의 개념을 정의한다.
2. 면역의 발전사를 설명한다.
3. 체액성면역을 설명한다.
4. 세포성면역을 설명한다.
5. 면역반응기전을 이해한다.
6. 선천성면역(비특이면역)과 후천성면역(특이면역)을 설명한다.
7. 비특이면역 반응 관련세포에 대해 설명한다.

면역학 개요

CHAPTER 01

1. 개념

면역(immunity)은 본래 형벌, 의무, 공과 등으로부터 벗어나는 상태를 말하며 의학적 분야에서는 특정한 감염병에 대한 생체의 저항성을 의미한다. 면역의 개념이 초기에 생긴 것은 거의 전염병 영역이었다. 어떤 전염병을 앓다가 회복된 사람들이 그 질병에 대하여 면역이 되어 전염병이 심하게 유행할 때 환자들을 간호케 하였다는 면역현상에 대한 기술은 동서양의 고전의서에서 발견되고 있다.

어떤 이물질에 대한 숙주의 저항성은 동일질병에 재감염 되지 않도록 방어가 증진되는 것을 의미하며 이러한 저항성에 관한 기전을 연구하는 학문이 면역학(Immunology)이다. 초기 면역학의 주요 과제는 여러 질병에 대한 예방접종법(vaccination)개발 이었으며 예방접종 또는 병원균 감염의 결과로 생긴 항체를 확인하고 진단에 활용하는 방법으로 혈청학(Serology)이 발달하게 되었고 오늘날의 면역학의 연구방향은 종래의 한정된 감염 방어기전을 벗어나 다양한 방면의 면역현상에 대한 연구가 진행되고 있으며 이와 관련된 분야로 면역생물학(immunobiology), 면역화학(immunoch emistry), 면역유전학(immunogenetics), 분자면역학(molecular immunology) 등이 있다. 이들은 제각기 밀접한 관계가 있으며 특히 임상의학에 관련된 면역학을 총괄하여 임상면역학(clinical immunology)이라 한다

2. 역사

1718년 Mary Wortley Montagu(터키주재 영국공사부인)에 의한 인두접종(Variolation)은 15세기경 중국인들로부터 시행되었다는 기록이 있으며 천연두환부의 농포성물질(pustule)을 면역이 안된 개체의 코안으로 흡입시키거나 피부의 상처를 통해 주입시켜 천연두에 대한 면역성을 얻게 하는 기술로 종두예방접종의 기초가 되었다.

1798년 Edward Jenner는 우두를 이용한 천연두(smallpox) vaccine을 만들어 천연두를 예방하는데 성공하였고 1980년경 전염병으로서는 처음으로 지구상에서 근절되었다.

19C말(1880년경) Louis Pasteur는 닭콜레라를 이용한 실험에서 오래 배양된 세균은 병원성이 약화된다는 것과 이 약화된 세균은 질병예방에 이용될 수 있다는 사실을 발견하게 되었다. 이를 이용하여 열로 처리한 약화된 탄저병균(Bacillus anthracis)으로부터 예방접종 시킨 양들도 탄저병으로부터 살아남을 수 있다는 것을 실험적으로 증명하여 실용적 질병 예방법으로 빛을 보게 되었다. 이는 약독화백신 의한 능동면역의 개념으로 볼 수 있다.

1890년 von Behring과 Kitasato는 diphtheria와 파상풍(tetanus)균의 외독소에 대한 항독소(항체)를 발견함으로써 예방접종에 따른 면역은 혈청 중에 있는 항체라고 증명하였다. 1894년 Emile Roux는 디프테리아 환자에게 Corynebacterium diphtheria로 면역된 말혈청을 주사하여 치료했으며 이는 오늘날 인공수동면역의 개념으로 볼 수 있다. 이후 1930년대 Elvin Kabat에 의해 항체활성성분이 γ-globulin 으로 밝혀졌다. 이러한 면역현상은 체액속에 포함된 항체에 의해 매개되므로 체액성면역이라 부른다.

1883년 E. Metchinikoff는 식세포의 phogocytosis를 발견하여 동물의 체내 탐식세포가 신체 주요 방어수단이며 이들 세포들이 면역현상의 주체로 세포성면역의 흐름으로 보았다. 이들 두 이론은 20C로 이어지는 면역학 이론의 시발점이 되었다(표 1-1 참조).

표 1-1. 면역학분야의 중요 업적

연대	연구자	업적
1798	E. Jenner	Smallpox immunization
1881	L. pasteur	Killed and attenuated vaccines
1883(1908*)	E. Metchnikoff	Phagocytosis
1890(1901*)	von Behring, Kitasato	Antitoxin therapy
1890(1905*)	R Koch	Koch현상, Delayed hypersensitivity
1893	Buchner	discovered complement(alexine)
1901(1919*)	Bordet, Gengou	Complement fixation
(1930*)	Landsteiner	Human blood group
1902(1913*)	Richet and Portier	Anaphylaxis
1908*	P. Ehrlich	Side chain theory
1939	Kabat and Tiselius	Demonstration that antibodies are gamma globulins
1953	Grabar	Immunoelectrophoresis(IEP)
1955	Jerne and Burnet	Clonal selection theory
1959(1972*)	Porter and Edelman	Structure and formation of gammaglobulin
1960(1977*)	Yallow	Radioimmunoassay(RIA)
1975(1984*)	Kohler and Milstein	Hybridoma cell(Monoclonal antibody)
1980*	Dausset and Snell*	MHC Ag

(*) Nobel Prizes

3. 면역 종류 Smallpox immunization

1) 자연면역(Natural or innate immunity)

개체가 출생할 때부터 지니고 있는 저항성으로 이물질(이종물질, not self)이나 세균 등의 침입에 대해 선천적으로 저항(선천적면역)하는 것을 뜻한다. 즉 항원 노출이전부터 지니고 있는 비특이적 방어기구이다. 선천적면역은 상대적 면역(relative immunity)으로 나타내는 경우도 있으며 결정인자로 숙주의 종(species), 속 또는 씨족(races), 개체(individuals)특이성의 영향을 들 수 있다.

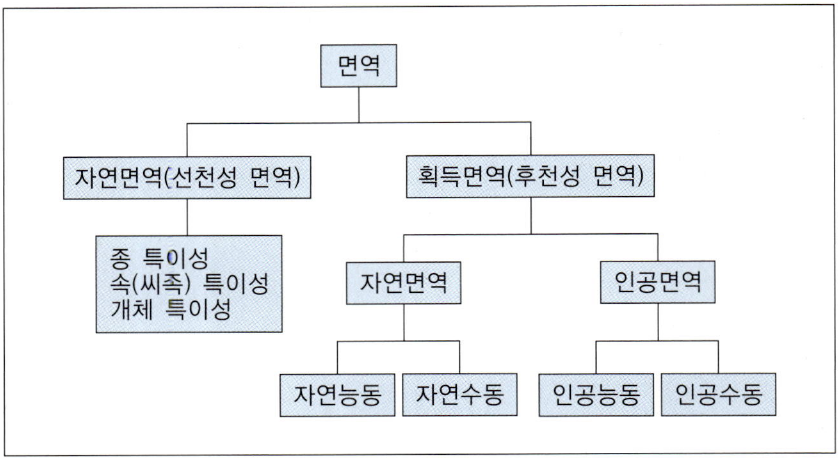

그림 1-1 ▶ 면역획득방법에 따른 분류

① 종(species)특이성 면역

동일병원체에 대한 감염성이 동물의 종에 따라 서로 다르다.

② 속 또는 씨족(races) 특이성 면역

탄저균에 대한 저항성은 알제리아양이 다른 양에 비해 강하며 일부 흑인종은 백인종이나 황인종에 비해 coccidioidomycosis에 대한 이환율이 10배 정도나 높은 감수성을 갖는다.

③ 개체(Individual) 특이성 면역

연령, 영양상태, 호르몬균형 등의 비특이적 조건으로 인한 저항성에 차이가 있다.

자연면역은 해브생리학적 방어, 식작용, 염증반응의 방어벽으로 구성되어 있다(표 1-2 참조). 해부생리학적 방어벽으로 피부와 점막이 있다.

피부는 여러층의 상피세포로 구성된 표피층과 진피층으로 되어 있어 미생물들은 쉽게 통과하지 못한다. 또한 진피층의 땀샘 또는 피지선에서 분비되는 낮은 pH의 유산과 지방산에 의하여 대부분의 미생물들은 증식이 억제된다. 호흡기점막의 섬모(cilia)세포들은 외부에서 들어오는 이물질을 비특이적으로 제거하는 기능을 가지고 있다. 이 세포들 표면에는 점액이 분비되어 있어서 호흡기로 들어온 이물질들은 우선 점액에 붙어 숙주의 섬모운동에 의하여 가래, 기침 등의 기계적 방법으로 감염을 차단한다. 그 외 점막표면을 방어하는 인자로 눈물, 타액 및 소변의 세정작용 등이 있다.

항 미생물 화학인자에 의한 국소면역방어로 눈물, 침, 콧물에서 분비되는 라이소자임

(lysozyme 또는 muramidase)은 세균 세포벽의 peptidoglycan을 파괴하는 효소로 세균 증식을 억제한다. 또한 침성분의 당지질은 치아 부식세균들의 구강상피세포 증식억제 작용을 한다.

그리고 우유와 침에 있는 lactoperoxidase, 위액의 높은 산도(pH 2~3)도 균의 증식을 억제하며 정액에서 분비되는 spermine은 그람양성 세균의 증식을 억제한다. 기타 항균 기전으로 정상상재균에 의한 간섭현상(길항작용)이 있다.

2) 획득면역(Acquired mmunity)

각종 미생물들(세균, Virus, 진균 등)의 항원 물질에 숙주의 면역계가 특이하게 반응하여 체액성면역과 세포성면역반응을 일으켜 방어능력을 갖는 것을 획득면역 혹은 후천성 면역이라 한다.

개체의 방어기능을 담당하는 주된 면역세포로서는 T 림프구 및 B 림프구가 있다. 개체에서 T 및 B 림프구들이 침입한 항원에 대해 특이적으로 면역반응을 일으켜 생성된 특이 항체는 세균이 생성하는 독소중화작용, 보체의 도움에 의한 세균용해작용, 식세포의 옵소닌작용과 세균응집작용 등으로 식세포의 기능을 더욱 용이하게 하여 세균제거를 돕는다. 또한 활성화된 T 림프구는 Cytokine을 생성하여 식세포를 침입한 병원균 주위로 불러들이고 대식세포를 활성화하여 탐식한 세균을 제거한다. 획득면역은 숙주가 면역을 얻는 방법에 따라 능동획득면역과 수동획득면역으로 구별된다

(1) 자연능동면역(Natural active immunity)

① 현성 감염(clinical infection) 획득면역

임상증상을 나타내는 감염증에 노출된 후 특이면역이 성립되는 경우이며 병후면역이라고도 한다. 장티푸스, 소아마비(폴리오), 홍역, 천연두(두창), 일본뇌염, 발진티푸스 등은 한 번의 현성 감염 후 일생동안 해당 병원미생물에 대해서 영구면역이 된다. 이와 반대로 감기, 인플루엔자, 폐염, 이질 등은 면역의 지속기간이 짧은 일시면역을 일으킨다.

② 불현성 감염(inapparent infection) 획득면역

생체가 병원미생물의 침입을 받아 체내에서 증식이 되는데도 발병되지 않고 특이적인 면역만이 성립되어 있는 경우이다. virus성 질환(일본뇌염 혹은 폴리오)이 유행된 지역 주민들의 혈액에서 해당 virus 항체가 형성되어 재감염시 저항성을 나타낼 수 있다.

③ 빈번 접촉(frequent contact) 획득면역

병원미생물에 빈번하게 접촉하는 직업인, 의사, 간호사, 의료기사들이 병을 앓지 않고 자기도 모르는 사이에 면역이 되어 있는 경우이다.

(2) 인공능동면역(Artificial active immunity)

어떤 병원체를 인위적으로 감염시켜 면역을 성립시키는 것을 말하며 인공면역의 목적으로 예방접종에 사용되는 병원미생물 제제를 vaccine (immunogen)이라고 하고 어떤 감염병을 예방할 곡적으로 인공적인 면역을 실시하는 방법을 예방접종(Vaccination)이라 한다. 인공능동면역의 방법에는 다음과 같은 여러 종류가 있다.

① 사균 Vaccine

균체를 열, 화학약품(석탄산 혹은 formalin), 자외선 등으로 불활성화시켜 만든 미생물 제제, 장티푸스, 파라티푸스, 백일해, 인플루엔자, 콜레라, 페스트, 일본뇌염, polio-(salk) 등의 Vaccine이 있다.

② 약독화 생균(또는 Virus) Vaccine

균체의 균력(virulence)만 변화시키고 면역원은 그대로인 생균 상태의 약독화된 미생물 제제를 말한다. 생백신은 동물투과, 계대배양, 온도(고온, 건조) 등에 의하여 약독화되었기 때문에 원래의 병원성을 회복하게 되면 심각한 질병을 일으킬 수도 있다. 천연두, BCG, 탄저병, 광견병, polio-sabin, 홍역, 볼거리, 풍진, 수두, 황열 vaccine 등이 있다.

③ 변독소(Toxoid)에 의한 Vaccine

diphtheria, tetanus toxoid vaccine 이 있으며 diphtheria나 tetanus균의 toxin에 0.3~0.4% formalin을 첨가한 다음 42℃에서 30~60일간 처리하여 무독화 시킨 것이다.

(3) 자연수동면역(Natural passive immunity)

태아가 태반을 통하여 어머니가 능동적으로 형성한 면역체(IgG) 즉, 모성항체 (meternal antibody)를 받음으로써 면역이 성립되는 경우와 어머니의 면역체를 다량 함유한 초유(colostrum)를 신생아가 먹음으로써 면역이 성립되는 경우를 말한다. 이와 같은 수동면역은 지속 기간이 약 6개월 밖에 안된다.

(4) 인공수동면역(Artificial passive immunity)

어떤 생체가 능동적으로 생성한 면역체(항체)를 다른 개체에 옮겨줌으로써 면역이 형성되는 것을 말한다. diphtheria나 tetanus의 감염시 항체(antitoxin)를 혈관내로 주사하는 경우나 홍역을 앓는 어린이에게 HGG (human gamma globulin)나 성인의 혈액을 주사하여 일시적으로 면역을 획득케 하는 경우이다.

표 1-2. 자연면역과 획득면역의 특성

특 성	자연면역(비특이면역)	획득면역(특이면역)
해부학적 방어기능	피부, 점막	점액내 항체
생리, 화학적 방어기능	온도, pH, 화학적매개물질 식작용, 염증반응	
체액성-순환계 분자	보체	항체
세포	식세포(대식세포, 호중구) NK 세포	림프구
Cytokine	IFN-α, β, IL-1, TNF	IFN-γ, IL-2
특이성	항원-비특이성반응	항원-특이성반응
기억작용	기억세포비생성	기억세포생성
항원인지능력	항원비의존성반응 즉각반응	항원의존성반응 유도기(잠복기)

4. 면역반응

1) 단계

면역반응의 일반적 단계는 림프구들이 항원인지 분자들을 이용하여 항원 분자와 결합하여 반응하는 항원인지(antigen recognition 또는 antigen cognition)단계, 림프구가 활성화(activation)되어 증식되는 활성화단계, 그리고 이 결과로 만들어진 분자 또는 세포들이 항원과 특이하게 반응하는 행동단계의 세 단계로 구별된다. 이때 항원인지의 결과로 만들어진 분자를 행동분자( ) 그리고 세포를 행동세포(effector cell)라 한다.

2) 면역반응 분류

면역계가 이물질에 대하여 반응하는 현상 즉, 특이면역을 면역반응(immune response)이라 하며 면역반응은 두 가지 형태로 분류할 수 있다.

(1) 체액성면역반응(Humoral immune response)

항체매개면역 또는 체액성면역은 B 림프구가 특이항원과 반응하여 생산한 항체에 의한 면역이다. 생성된 항체는 체내에서 항원을 중화시키고 또한 제거시키는 일을 한다.

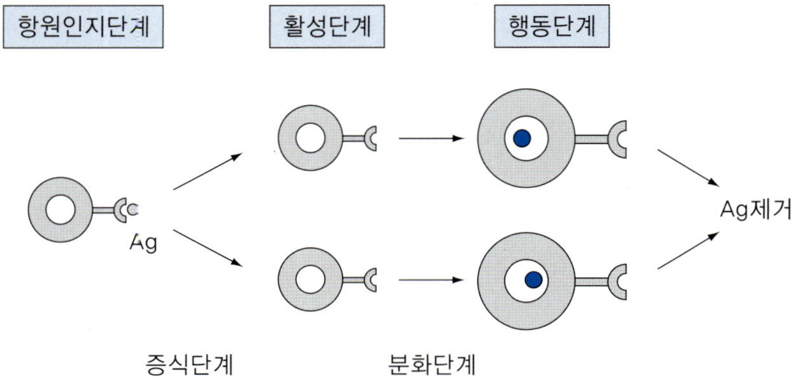

그림 1-2. ▶ 면역반응 단계

항체매개 면역반응의 효과를 더욱 보강시켜주는 중요한 혈청단백으로 보체(complement)가 있으며 항원 항체가 결합되면 보체의 여러 성분들이 활성화되고 그 결과로 항체가 결합된 세포 또는 세균이 파괴되거나 식세포의 탐식작용이 항진된다. 그러므로 항체와 보체는 체액성 면역의 중요한 두 가지 분자이다.

(2) 세포성(매개)면역반응(Cellular immune response)

면역계의 T 림프구가 주가 되어 항원을 가진 세포에 대해 특이면역반응을 한다. 세포매개면역반응의 행동세포인 세포독성 T 림프구와 T 림프구가 생성한 cytokine으로 활성화된 대식세포 그리고 자연세포독성세포 등이 표적세포(세포내기생미생물 또는 암세포)를 파괴하는 면역반응이다.

표 1-3. 체액성 및 세포성 면역반응의 비교

	체액성면역반응	세포성면역반응
세포종류	B-cell, Plasma cell	T-cell
산물	항체	감작세포, cytokine
주된 방어대상	세균	Virus, 결핵균, 진균

3) 항원인지 분자

(1) B-cell 표면 항원 수용체(B-cell receptor; BCR)

B-cell 표면 면역글로불린이 항원수용체로 작용한다. 면역글로불린은 2개의 동일한 중쇄(heavy chain : H chain)와 2개의 동일한 경쇄(light chain: L chain)가 이중설파이드 결합(disulfide bond)으로 연결된 당단백으로 가변부위(variable region)가 항원과 결합하는 부위이다

(2) T-cell 수용체 (T cell receptor, TCR)

서로 다른 두 개의 당단백이 이중설파이드 결합으로 연결되어 있는 이질이량체(heterodimer)이며 가변부위가 항원과 반응하는 부위이다. TCR은 MHC-항원이라 부르는 세포막단백질에 결합한 항원만을 인식할 수 있다. 따라서 항원제공세포가 TCR에 항원정보를 전달할 때에는 반드시 항원제공세포 표면에 있는 주요조직적합복합체(Major histocompatibility complex)분자에 항원을 붙여서 전달한다.

(3) 주조직적합복합체 항원(MHC-Ag)

조직이식거부반응을 강하게 나타내는 개체마다 서로 다른 세포표면 분자항원으로 MHC-제1항원과 제2항원 분자로 구별한다.

제1항원 분자는 모든 세포표면에 존재하는 당단백이고 제2항원 분자도 역시 당단백으로 B 림프구와 항원전달세포 등 일부 세포표면에만 표현된다.

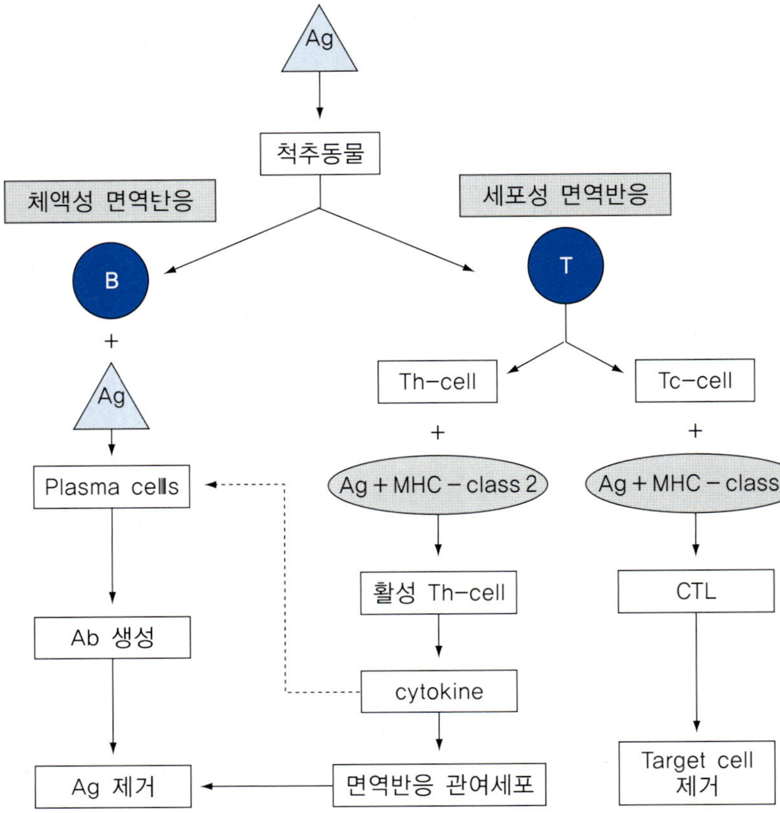

그림 1-3. ▶ 면역반응 과정

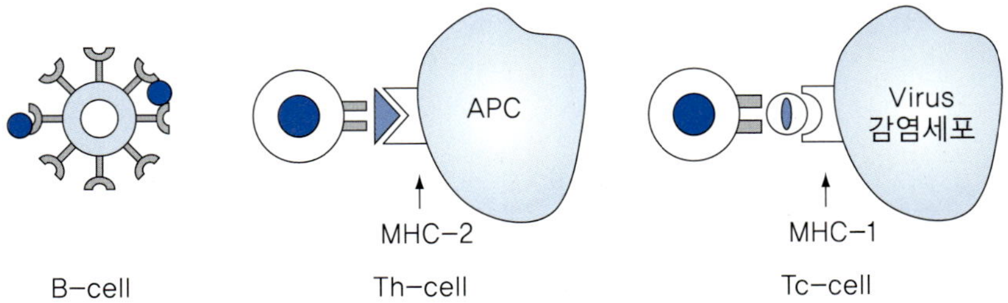

그림 1-4. ▶ 항원인식세포(T, B-cell)

4) 면역반응의 특수성

면역반응의 특수성은 자기 비자기 구별(self-nonself discrimination), 특이성(specificity), 기억작용(memory process), 자가조절기능(self-regulation) 및 다양성(diversity) 등이 있다.

자기-비자기 구별 능력이란, 이물질에 대한 인지작용(recognition process of foreignness)으로 자신이 가지고 있는 물질에 대하여는 면역반응을 일으키지 않고 이물질에 대하여만 면역반응을 일으키는 능력을 말한다. 이 능력을 소실하게 되면 자신 즉 자기물질에 대한 면역반응인 자가면역반응(autoimmune response)이 일어나게 된다.

특이성이란, 항원과 항원 수용체가 서로 요철(혹은 열쇠와 자물쇠) 관계처럼 매우 엄밀한 일대일의 반응을 하고 있는 관계를 말한다.

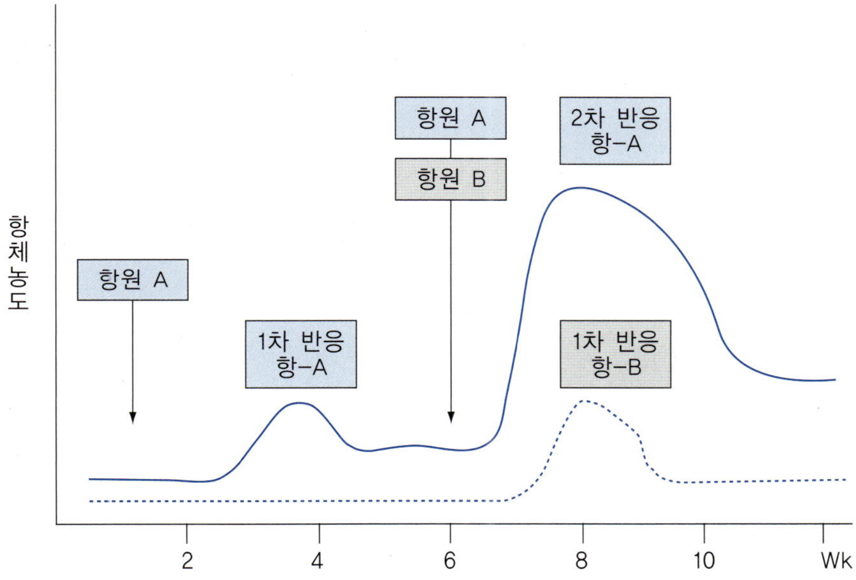

그림 1-5. ▶ 1, 2차 면역반응 특성

예를 들어 백일해균에 대한 예방접종을 받은 사람은 백일해균감염에 대하여만 예방능력을 가지며 다른 병원균에 대한 면역은 나타내지 못하는 특수성을 나타낸다.

기억작용이란, 한번 경험한 이물질을 오랫동안 잊지 못하는 현상을 의미한다. 그래서 동일한 이물질에 의하여 면역계가 자극을 받으면 처음보다 훨씬 강하게 면역반응을 일으키게 되며 2차 면역반응(secondary immune response)이라 한다.

Chapter 2

학습목표

1. 항원개념을 설명한다.
2. 면역원성 조건에 대해 설명한다.
3. 항원의 분류 및 항원의 종류에 대해 설명한다.
4. T-cell의존성항원과 비의존성항원에 대해 설명한다.
5. 합텐에 대해 설명한다.
6. 항원결정기에 대해 설명한다.
7. 슈퍼항원에 대해 설명한다.
8. 면역증강물질에 대해 이해한다.

항원 (Antigen)

CHAPTER 02

1. 항원의 정의

항원(Antigen : anti-, aganist : gen, to generate)의 초기정의는 "항원은 생체에 들어가 항체 생성을 유도하는 물질" 이라고 국한적으로 정의하였으나 일반적으로 "항원은 생체에 들어가 숙주의 면역계를 자극하여 체액성면역반응과 세포성면역반응을 유도하는 물질" 로 정의 될 수 있겠다.

2. 면역원성(Immunogenicity)과 반응원성(Reactivity)

면역원성은 한가지 물질이 단독으로 생체에 접종되었을 때 항체 생산이나 세포성면역, 또는 그 두 가지를 유도하는 능력을 말하며 이런 물질들을 특히 면역원(immunogen)이라 한다.

반응원성이라 함은 어떤 항원이 면역반응의 결과로 생긴 항체 또는 행동세포(감작된 T림프구)와 반응하는 성질을 의미한다. 일반적으로 항원이라 하면 상기의 면역원성과 반응원성을 동시에 갖는다.

어떤 물질(antigen)은 그 구조가 너무나 단순하여 단독으로는 면역응답을 유발시킬 수 없고 더 큰 분자(carrier molecules, 혈청 albumin)와 결합함으로써 면역원성을 가지게 되는 경우가 있다(불완전 항원, hapten).

3. Hapten

hapten은 저분량의 물질로 단독으로 생체에 투여하였을 경우에는 면역반응을 유도하지 못한다. hapten을 운반체(carrier)에 결합하여 생체에 투여하면 hapten에 대한 항체가 만들어진다. 이때 이용되는 운반체는 면역원성을 가진 단백 분자이고 운반체에 대한 면역반응도 동시에 일어난다.

즉 면역원성은 없지만 hapten에 대하여 생산된 항체와는 반응할 수 있는 물질이다.

aminobenzensulfonate($NH_2C_6H_4SO_3Na$)와 같은 저분자성 유기물질이 면역원성은 없으나 이종동물의 단백인 말혈청-albumin을 결합시켜 가토에 주사하면 aminobenzensulfonate에 특이적으로 결합하는 항체가 산생됨을 실험으로 증명된다. 이와 같은 물질을 hapten이라 하고 hapten에게 면역원성을 부가케하는 말혈청-albumin과 같은 물질을 carrier molecule(담체)이라 한다.

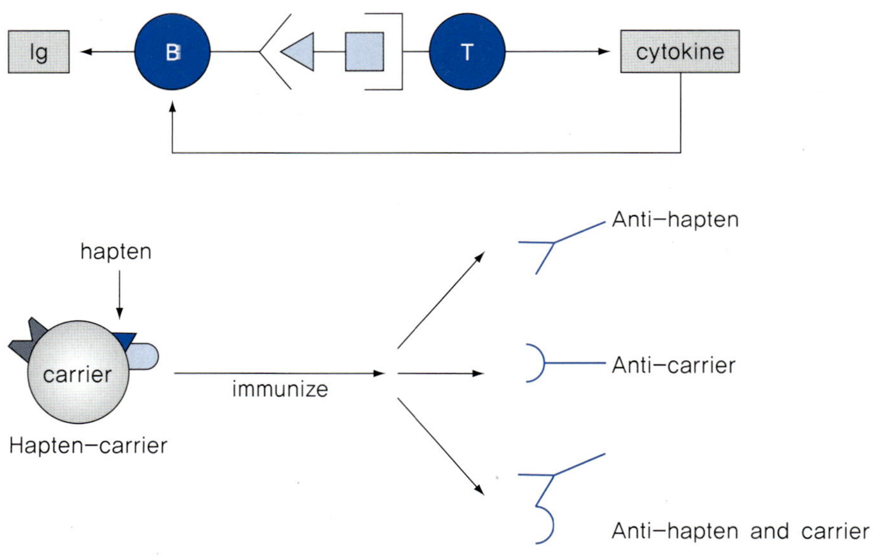

그림 2-1. ▶ Hapen–carrier에 대한 면역원성

4. 항원분류

1) 완전항원(Complete antigen)

어떤 항원이 이종생체에 주입(피하, 피내, 복강내 혹은 혈관내)되었을 때 특이적인 항체를 생성할 수 있는 성질(면역원성 : immunogenicity)을 가졌고, 생성된 항체나 활성화

된 T-cell의 수용체와 생체내 혹은 시험관 내에서 특이적으로 반응하는 성질(특이반응성 : specific reactivity)을 가진 이종물질을 말한다.

① **단백(Proteins)**

미생물의 체단백, 혈청단백, 난백(egg albumin), 단백효소나 호르몬(인슐린, 뇌하수체, 성장호르몬 등), 세균, 독소 등의 순수한 단백질과 핵산단백(nucleoproteins : 리보핵산단백), 지질단백(lipoprotein : 세포막항원, 혈청지단백), 당단백(glycoprotein : 조직적합성항원) 등의 복합단백질이 있다

② **다당체(Polysaccharides) :**

폐렴구균 혹은 Cryptococcus의 협막, 적혈구의 혈액형 물질(ABO, Rh 등)

2) 불완전항원(Incomplete antigen)

저분자 물질로서 단독으로는 항체를 생성할 수 있는 능력이 없지만 단단백(simple protein)과 적당히 결합하면 항체를 생성할 수 있고, 생성된 항체와 특이적으로 반응을 하거나 비슷한 구조를 가진 hapten과도 결합할 수 있는 물질로 분자량이 적은 비교적 단순한 물질이 많다.

① 지질(lipid) ; 미생물 및 동물체의 지질, cardiolipin항원(매독혈청검사용)
② 화학물질(chemicals) ; penicillin, formalin 기타 화학약품등.
③ 핵산

표 2-1. 항원 분류

분류	면역원성	반응원성
완전항원	+	+
불완전항원	-(+)	-(+)

5. 면역원성(항원성)에 영향을 주는 조건

1) 면역원 조건

① 이질성(Foreignness)

숙주의 면역계는 이물질에 대해서만 면역원성을 나타낸다. 면역계가 비자 기물질(non-self)을 인식할 수 있는 것은 자가항원에 대해서는 특이적으로 무반응을 나타내는 자기관용을 동반하기 때문이다.

아무리 숙주가 가지고 있는 물질이라 하더라도 면역계가 처음 보는 물질은 이질성(foreignness)이 될 수도 있다. 비자기물질이 상이한 분자일수록 면역원성이 강하게 나타난다.

② 항원분자의 크기

일반적으로 고분자량일수록 면역원성이 강하다. 대략 분자량이 5,000~10,000 dalton 이하인 물질들은 항원성은 매우 낮다.

③ 화학조성

분자량이 큰 고분자에서는 분자 구조가 복잡성을 가지므로 인해 분자가 가질 수 있는 입체적 항원결정부위가 많다는 의미가 되고 높은 항원성을 가지게 된다.

④ 물리적형태

일반적으로 입자성항원은 용해성항원보다 면역원성이 크며 또한 변성된 항원은 변성되지 않은 항원브다 면역원성이 크다.

⑤ 탐식에 의한 분해정도

신속히 탐식처리되는 항원일수록 면역원성이 강하다. 항원제공세포에서 신속히 처리된 항원은 MHC분자와 함께 T-cell로 제공되어 면역반응을 유도하기 때문이다.

2) 생물학적조건

① 유전인자

② 연령

3) 항원투여방법

① 투여량

투여하는 항원의 용량은 항원의 종류에 따라 항원성의 강도가 다르므로 적절한 용량을 투여한다. 불충분한 양(소량)이나 많은 양의 투여는 면역반응을 활성화 시키지 못하는 관용상태를 유도할 수 있다.

② 투여경로

일반적으로 비경구적-소화기관이 아닌 경로로 투여하는 것이 면역 반응을 보다 강하게 유발시킬 수 있다.

③ 면역증강제(adjuvants)

항원과 섞어 항원과 함께 주입될 때 그 항원의 면역원성을 증가시키는 물질이다. 낮은 면역원성을 가진 항원일 경우 면역반응을 항진시키기 위해 사용될 수 있다.

6. 항원종류

1) 이종항원(Hetero antigen : Xenogeneic antigen)

계통발생학적으로 서로 상관성이 없는 생물의 종(種)간에서 발견되는 항원으로서 예를 들면 사람에 대하여 토끼(혹은 다른 동물들)의 단백 또는 다당체가 이종항원이 된다. 즉, 이종동물의 단백이나 다당체 등이 이종항원으로 작용한다.

2) 동종항원(Iso-antigen : allogeneic antigen)

동일 종(species)내에서 각 개체 간을 구별하는 항원으로서 각 개체의 특수한 유전인자의 차이로써 결정된다.

사람에 있어서 alloantigen(iso-antigen)으로 알려진 것들 중 주요한 것들은 우선 적혈구형 결정항원, 주조직적합성항원(MHC ; HLA) 등이 있다.

3) 자가항원(Auto-antigen, Autologous-antigen)

자신의 구성성분(자기조직, 세포구성성분 등)을 말하며(self-components) 보통의 경우에는 항원이 될 수 없다.

자기조직이나 세포구성 성분에 이상이 발생하였을 때 자신의 면역계를 자극하여 항체를 유발할 수 있다. 이러한 항체는 이상이 발생한 조직에 대하여 면역반응을 일으켜 정상조직에 대하여 반응함으로써 소위 자가면역질환(autoimmune disease)을 유발시킬 수 있다.

4) 이호성항원(Heterophil antigen)

생물의 종(species)이나 장기(organ) 등의 특이성과는 관계없이 어떤 공통항원이 자연계에 분포되어 있을 때 이런 비특이적 항원을 종합해서 이호성 항원이라 한다.

1911년 Forssman은 guinea pig의 신장 추출물(Kidney extracts)을 가토에 주사하여 항체를 생성시켰는데 이 항체는 주사한 신장 추출물과도 반응하였지만 면양(sheep)의 적혈구와도 반응함을 관찰하였다. 즉, guinea pig 신장조직에는 면양적혈구에 존재하는 항원과 면역학적으로 같은 성질을 띠는 성분이 있다는 것을 발견하였다. 이러한 Forssman 항원과 그 항체는 이호성 항원, 이호성 항체의 일종이다. 토끼, 소, 돼지 및 대다수의 세균에는 Forssman항원이 없으나 guinea pig, 말, 개, 고양이, 닭의 장기, 면양적혈구, A형 사람 적혈구, 폐염구균, 이질균 등에는 공통적인 다당체 항원인 Forssman 항원이 있는 것으로 생각된다.

전염성 단핵구증은 Epstein-Barr Virus의 감염증인데 이 환자의 혈청에는 EB Virus와 관계가 없는 면양적혈구를 응집시키는 항체(이호성 항체)가 생성된다.

이 항체를 Paul-Bunnell 항체라 부르며 이것을 이용해서 EB Virus 감염 여부를 진단 할 수도 있다.

7. 항원의 형태

1) T-cell 비의존성항원(T-cell independent, TI)

항체를 생성하기 위하여 T-cell의 협조 없이 B-cell을 직접 자극하는 항원 으로 반복된 항원결정기를 가지기도 한다. 다당체(예를 들면 dextran)나 지질 다당체

(lipopolysaccharide, LPS)는 T-cell 비의존성(T-cell independent, TI)항원이다.

2) T-cell 의존성항원(T-cell dependent)

항체를 생성하기 위하여 T-cell의 협조하에 B-cell을 자극하는 항원으로 구조적으로 상이한 많은 항원결정기를 가진다. 단백항원(비자기단백, 변형단백 등)이나 대부분의 세균성 단백들은 T-cell 의존성(T-cell dependent) 항원이다.

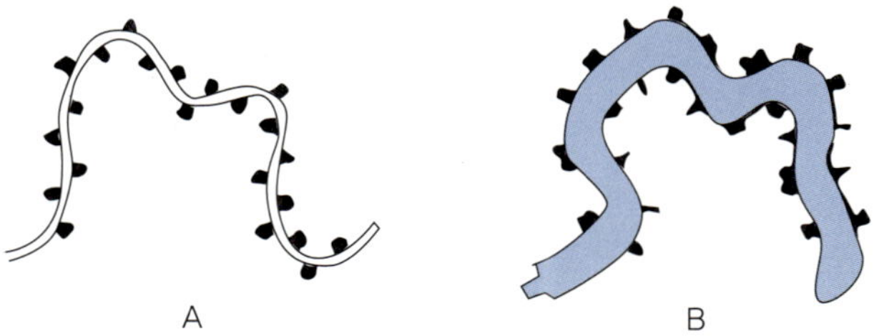

A. T-비의존성 항원 B. T-의존성 항원

그림 2-2. ▶ T-cell 의존성 및 T-cell 비의존성 항원

8. 항원결정기(epitope)

항원은 자기가 생성한 항체에만 특이적으로 반응하는 성질이 있는데 이것을 항원의 특이성이라고 하며 항원의 화학구조 중 그 특이성을 결정짓고 있는 부분을 항원 결정기(antigenic determinant)라고 한다.

이 항원 결정기는 amino acid기의 조성이나 화학구조에 의한 입체 구조 등에 의해서 그 특이성이 결정되며 항원의 종류에 따라서 그 수도 다르다. 즉 한 가지 종류의 항원 결정기를 갖는 단순한 항원(예 : hapten)이 있는 반면에 세균과 같이 항원구조가 복잡한 물질은 많은 종류의 항원 결정기를 갖고 있다. 또한 항원 결정기에 대응하는 특이성이 서로 다른 항체분자가 유도되며 항체의 paratope에 의해 인식되는 부위이다.

림프구(T, B-cell)에 의한 항원결정기 인식에서 B-cell이 인식하는 항원결정기들은 위치적으로 접근이 용이한 표면단백이 친수성아미노산으로 구성되어 있다. 이러한 항원결정기들은 연속성(sequential)또는 불연속성(nonsequential : conformational)으로 나타날 수 있으며 대부분의 항원결정기는 입체적구조에 의해 결정된다.

또한 T-cell 이 인식하는 항원결정기들은 단백질내의 아미노산 일차서열에 의하여 생성된다. 즉 항원성펩티드로 분해되어 MHC분자와 결합하여 T-cell 수용체에 의해 인식된다.

표 2-2. T, B-cell의 항원인식비교

특성	B-cell	T-cell
항원상호작용	막상항체와 항원 복합체	TCR, 항원, MHC복합체
항원결정기 특성	접근용이, 친수성, 연속성 및 비연속성아미노산-유동성 peptides	MHC분자와 결합하여 제시되는 항원성peptides

9. 초항원(super antigen)

항원제공세포의 MHC-class 2분자와 T-cell의 TCR과 친화력이 있어 다량의 T-cell 집단(25% 이상)을 처리되지 않은 상태에서 직접 활성화시킬 수 있다. 초항원에 의한 자극은 병원체에 의한 특이성이 없으므로 후천성면역반응이 나타나지 않는다. 특히 $CD4^{-}$ T-cell을 자극하여 과량의 cytokine을 분비케하여 전신독성작용 등의 부작용을 초래한다. 세균성 초항원으로 Staphylococcus aureus 유래 내독소가 있다.

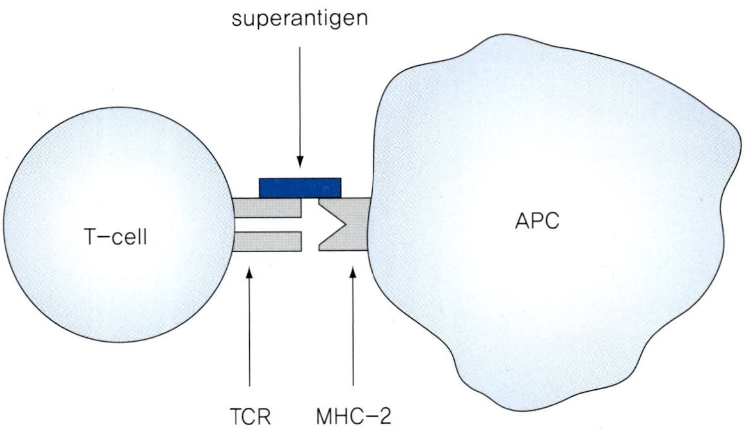

그림 2-3. ▶ superantigen-MHC/TCR 결합

10. 면역증강물질(Adjuvants)

면역증강물질(Adjuvants)은 면역반응 항진물질로 면역원은 아니며 혼자로서는 면역반응을 일으키지 못한다. 즉 면역을 증강시키는 항원보조물질이다. 보조물질로서는 무기염류(인산알루미늄, 인산칼슘, 수산화알루미늄), 세균성물질(페렴간균, 백일해균등), Freund adjuvant 등이 있다.

그 중 Freund complete adjuvant는 항원수용액에 유동파라핀(85%), 건조가열 결핵사균(1~2mg/dl), 계면활성제(15%)를 혼합한 것이고, Freund incomplete adjuvant는 항원수용액에 유동파라핀(85%), 계면활성제(15%)를 혼합한 것이다.

작용기전은 수용성단백항원이 Adjuvant와 반응하여 대식세포와 같은 항원제공세포에 쉽게 섭취되도록 유도하기도 하고 Adjuvant 입자에 흡착되거나 광유(mineral oil)에 유화되어 Adjuvant의 작용이 증가되기도 한다.

표 2-3. Adjuvants종류와 작용기전

	가능한 작용 기전		
Adjuvant	항원잔류지연	육아종형성	림프구비특이적자극
Freund incomplete adjuvant	+	+	−
Freund complete adjuvant	+	+ +	−
Insoluble aluminum salts(alum)	+	+	−
M. tuberculosis	−	+	−
B. pertussis	−	−	+
Bacterial lipopolysaccharide(LPS)	−	−	+
Synthetic polynucleotides	−	−	+

Chapter 3

학습목표

1. 면역글로불린을 정의한다.
2. 면역글로불린의 기능에 대해 설명한다.
3. 면역글로불린 구조에 대해 설명한다.
4. 면역글로불린의 가변영역에 대해 설명한다.
5. 면역글로불린 절편의 구조와 기능에 대해 설명한다.
6. 면역글로불린의 class 와subclass의 구조 및 특성에 대해 설명한다.
7. 면역글로불린: 아이소타입, 알로타입, 이디오타입에 대해 설명한다.
8. 단클론항체를 설명한다.

항체 (Antibody)

CHAPTER 03

Antibodies는 항원 자극에 의해 생성되는 면역글로불린(Immunoglobulin)단백질로써 자극한 해당 항원과 특이적(specific)으로 반응하는 물질이다. 또한 형질세포에서 분비되는 체액성 면역에 중요한 역할을 한다. 그 명칭은 1964년 WHO에 의해 제창되었고 항체의 발견은 Behring(1890) 등의 파상풍 항독소에 관한 업적에서 처음 소개되었고, Kabat & Tiselius(1939)에 의한 항체단백의 전기영동법 분석에서는 γ-globulin 분획에 포함되는 것을 발견하였다. 그 후 초원심법, 크로마토그래피법, 면역화학적분석법 등 새로운 단백분석법의 출현에 의해서 항체 연구는 단계적으로 발전하였다.

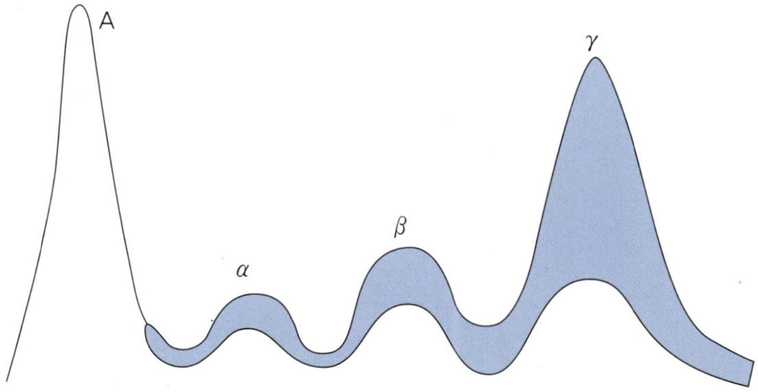

그림 3-1. ▶ Ovalbumin을 가토에 주사하여 항체가 생성되었을 때와 항체를 제거시킨 후의 가토 혈청단백의 전기영동상.

1. 항체의 기본구조

1) 성분

polypeptide-단백(82~94%)과 당류(4~18%)로 구성되어 있는 당단백이다.

2) H-chain과 L-chain

면역글로불린 단량체(monomer)는 2개의 동일한 중쇄(heavy chain)와 2개의 동일한 경쇄(light chain)가 체인간(inter-chain) 이중설파이드결합(disulfide bond : S-S bond)을 하고 있다. 각 chain간 S-S결합수는 면역글로불린마다 다르며 체인내(intra-chain)결합은 각각의 polypeptide chain내에 위치한다(그림 3-2).

면역글로불린들은 4개의 polypeptide chain으로 구성되어 있는 단량체가 기본 구조이나 종류에 따라서는 이중체(dimer) 또는 오중체(pentamer) 등의 다량체(polymer)로 구성되어 있는 것도 있다.

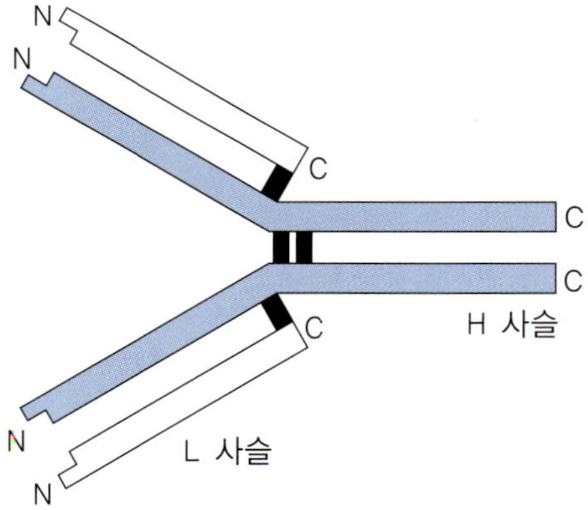

그림 3-2. ▶ 면역글로불린의 기본구조

3) 영역(domain)

중쇄(H chain)는 4~5개의 영역으로 구분되며 각 영역은 일정한 수의 아미노산으로 구성되어 있다. 각 영역들은 중쇄내 이중설파이드 결합에 의하여 환상모양을 이루고 있다.

$-NH_2$ 끝(amino-terminal)에서 부터 첫 번째 영역의 아미노산배열은 항체 분자마다 서로 다른 배열을 하고 있으므로 가변부위(Variable region)라 부르며 V_H로 표시하며 이 이하 영역의 아미노산 배열은 면역글로불린 종류에 따라 거의 일정하므로 불변부위(Constant region)라 부르며 C_H1, C_H2, C_H3 및 C_H4 등으로 표시한다.

경쇄(light chain)도 두 영역으로 구분되며 $-NH_2$ 끝의 가변부위(V_L)와 한개의 불변부위(C_L)로 구성되어 있다. Light chain에는 일반적으로 2개의 종류가 있으며 그것은 kappa(κ)와 Lambda(λ)이다. 이 두 개는 C_L 부위의 구조적 차이로써 결정되며 하나의 항체에는 두 개의 κ chain이나 두 개의 λ chain이 존재하며 정상인의 항체중 약 65%는 κ chain이며 나머지는 λ chain 이다(그림 3-3).

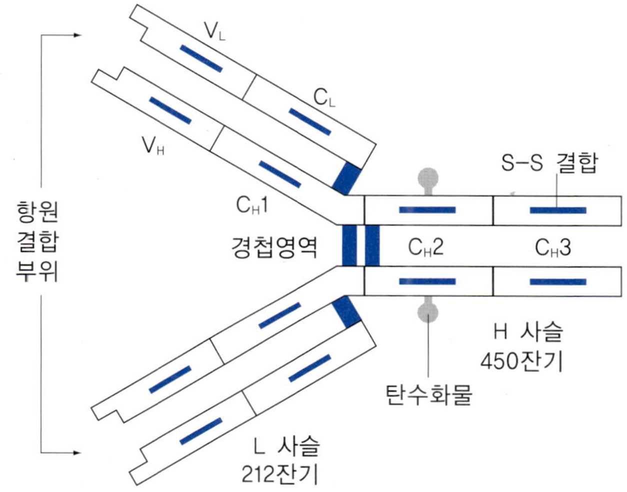

그림 3-3. ▶ IgG 항체의 영역(domain)구조

4) (hinge region)

중쇄의 C_H1 영역과 C_H2 영역 사이에는 중쇄가 일정한 각도로 굽혀지거나 펴질 수 있도록 유연한 부위로 효소(papain, pepsin)에 민감하며 돌쩌귀부위라 부른다.

5) 가변영역 구조

각종 항체의 중쇄와 경쇄 가변영역의 아미노산 배열을 분석해 보면 중쇄, 경쇄에서 각각 3 부분이 심한 변화를 보이고 이들을 제외한 나머지 부분은 비교적 일정한 아미노산 배열로 구성되어 있다. 아미노산 배열 변화가 심한부위를 초가변영역(hypervariable region, HVR)혹은 상보성결정영역(complementarity determining region, CDR)라고 부르며 이 부분은 항원결합부위로서 항원이 결합하는, 즉 직접 항원과 접촉하는 부위이다. 반면에 가변영역 중 일정한 아미노산배열로 CDR과 CDR사이의 영역을 골격부위(framework region, FR) 이라 한다(그림 3-4).

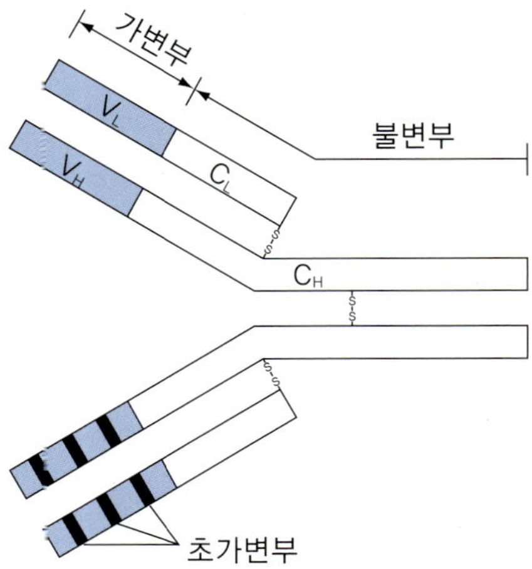

그림 3-4. ▶ H, L-chain의 초가변부위

6) 항체분자 절편(fragment)

면역글로불린의 구조와 기능과 관련된 해석에 Papain 및 Pepsin 등의 단백질 분해효소들을 이용한다.

(1) Fab와 Fc

항체분자를 Papain으로 처리하면 중쇄와 중쇄를 연결하는 이중설파이드 결합부위의 앞부분이 절단되어 3개의 부분으로 나뉘게 된다. 즉 항원과 결합하는 부위를 가지고 있는 2개의 Fab(fragment with antigen binding site)와 결정을 잘 이루는 한개의 Fc(fragment crystallizable)로 나뉘게 된다.

① Fab

H-chain의 V_H, C_H1, L-chain의 V_L, C_L 영역을 포함하는 동일한 두 개의 절편이 형성된다. 각각의 Fab 절편은 항원1개와 결합(1가 결합)하며 결과적으로 항체기본구조는 2개의 항원과 결합하게 된다. 항체의 결합부위는 V_H, V_L부위에서 이루어진다.

② Fc

C_H2와 C_H3(C_H4) 영역을 포함하는 두 개의 H-chain을 의미하며 쉽게 결정화되는 특성이 있다.

FC(fragment crystallizable) 부분은 특히 C_H2, C_H3 그리고 IgM과 IgE에서는 C_H4까지

를 말하며 이 부위의 차이로써 항체(immunoglobulin)를 구별할 수 있으며 C_H2 영역(domain)에는 보체결합부위, C_H3에는 대식세포(macro phage)와 백혈구(식세포)의 세포막에 존재하는 Fc-receptor(FcR)와의 결합부위가 있어 항체의 생물활성에 관여한다.

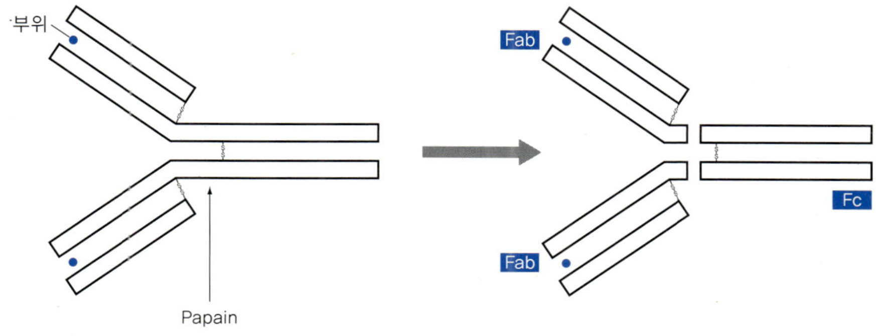

그림 3-5. ▶ papain에 의한 항체 단편(fragment)

(2) F(ab')2

Pepsin으로 항체분자를 처리하면 이중설파이드 결합 부위의 뒤쪽을 끊어 주어 경첩부위영역의 아디노산들이 더 첨가된 한 개의 $F(ab')_2$ 가 생기게 된다. 즉 $F(ab')_2$ 는 Fab에 경첩부위영역의 아미노산들이 더 붙어있는 Fab' 두 개가 이중설파이드 결합에 의하여 연결되어 완전한 항체 분자와 동일하게 두 개의 항원결합부위를 가지고 있다.

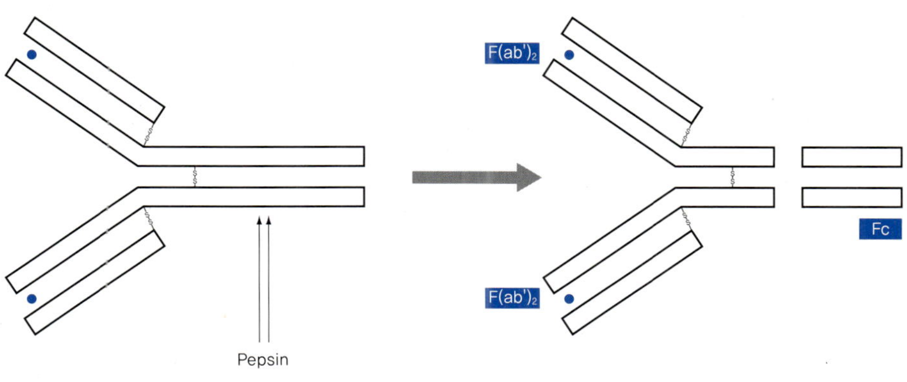

그림 3-6. ▶ pepsin에 의한 항체 단편(fragment)

2. 항체의 항원결정기

항체는 당단백질 물질이며 항원으로도 작용할 수도 있다. 따라서 여러 가지 항체 연구에 이러한 항원 특이성을 이용하게 되었다. 즉, 각종 항체를 항원(epitope : 항원결정기)으로 사용하여 그에 대한 항체를 유발시켜 혈청학적 및 물리학적 특성 등을 분석하여 isotype, allotype, idiotype의 3가지 종류로 구별하게 되었다.

1) Isotype

H-chain class와 subclass, L-chain 유형(type)과 아형(subtype)을 구분할 수 있는 일정한 항원결정부위(isotope)이다. 또한 이 항원결정기에 대한 항체를 항-isotype항체라고 한다. isotype은 모든 정상개체에서 동일하게 나타나며 CH, CL영역에 위치한다.

H-chain 특히 CH의 구조적 특성에 따라 항체 Class와 subclass로 구분되며 class는 IgG(γ), IgM(μ), IgA(α), IgD(δ), IgE(ε)으로, subclass는 IgG(γ)는 $IgG_1(\gamma_1)$, $IgG_2(\gamma_2)$, $IgG_3(\gamma_3)$, $IgG_4(\gamma_4)$로, IgA(α)는 $IgA_1(\alpha_1)$, $IgA_2(\alpha_2)$로 IgM(μ)은 $IgM_1(\mu_1)$, $IgM_2(\mu_2)$로 나뉘어진다.

L-chain도 불변부위의 특성에 따라 type과 subtype으로 구별 된다. L-chain type은 카파(κ)와 람다(λ)로 표기하며 Class분류에는 영향을 주지 않는다.

κ -L chain에서는 subtype이 없으나 λ -L chain에서는 사람의 경우 4가지의 λ -L chain subtype으로 구분된다.

2) Allotype

Allotype(동종이인자형)은 항체의 서로 다른 대립유전인자(allele)에 의하여 동종간 개체마다 차별화되는 항원결정기를 말하며 H, L-chain의 불변부위 아미노산 배열중에 있으며 한 두가지의 아미노산 치환으로 변화 된다. 이 동종형 결정부위에 대한 항체(항-allotype 항체)는 임신한 경험이 있는 여성이나 수혈받은 경험이 있는 사람으로부터 얻을 수 있다.

사람에서 Allotype은 γ와 α 중쇄 , 그리고 κ 경쇄에서만 찾아 볼 수 있다. γ 중쇄에서 볼 수 있는 allotype은 Gm, α 중쇄에서 볼 수 있는 것은 Am, 그리고 κ 경쇄에서 볼 수 있는 것은 Km이라고 각각 부른다. 항체의 allotype의 다양성중 특히 Gm형은 개인의 식별, 질병과의 관계, 친자감별 등의 유전표식으로 이용되며 민족이동의 경로등 여러 방향의 연구가 기대되고 있다.

표 3-1. H-chain allotype (γ -chain)

	Gm(3)	Gm(17)
amino acid 위치	214	214
잔기	Arg	Lys
	(*) Arginine, Lysine	

표 3-2. L-chain allotype

	κ -chain allotype		
	Km(1)	Km(2)	Km(3)
amino acid 위치	153/191	153/191	153/191
잔기	Val/Leu	Ala/Leu	Ala/Val
	(*) Valine, Leucine, Alanine		

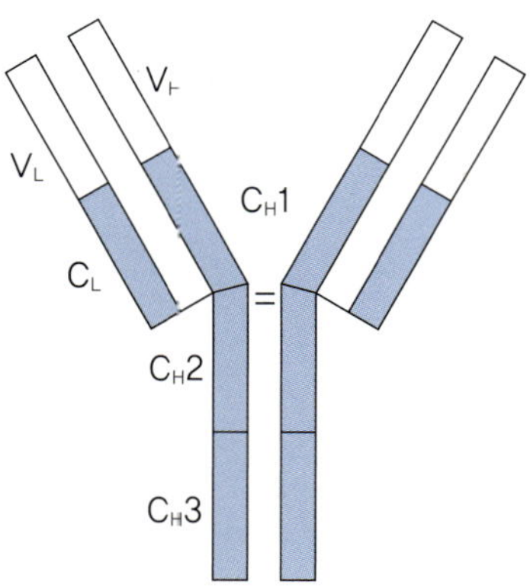

그림 3-7 ▶ Isotype

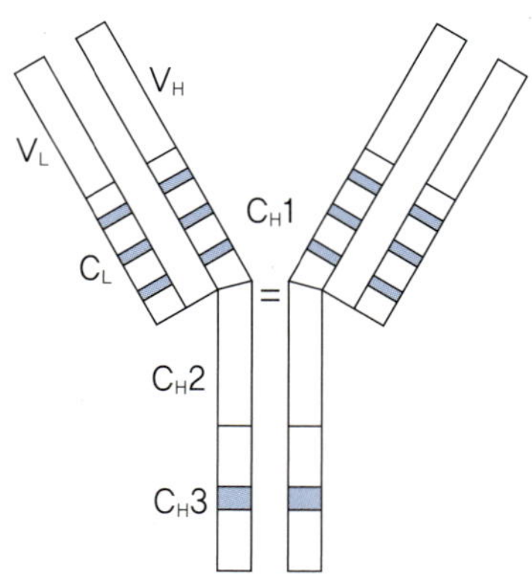

그림 3-8. ▶ Allotype

3) Idiotype

항체분자 가변 부 특히 초가변부 영역의 특유한 아미노산배열을 가지는 항원결정기를 말하며 특유한 아미노산 배열은 각각의 항체생산 세포클론(clone)에 따라 다르게 되므로 Idiotype 또는 클론특이인자형이라 부른다.

또한 가변부위에 있는 각 개개의 항원결정부위를 idiotope라 한다.

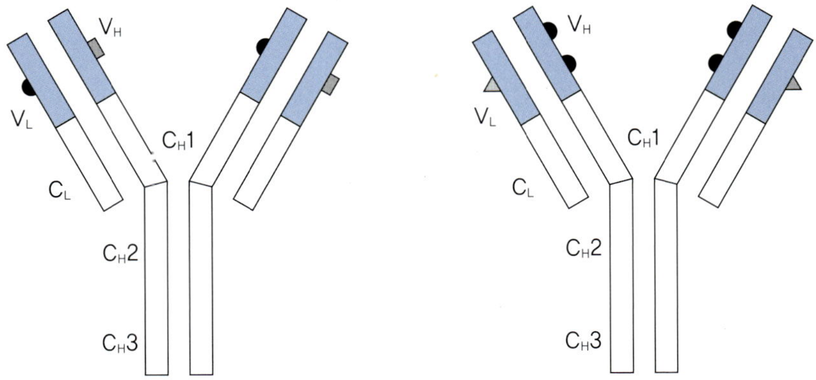

그림 3-9. ▶ Idiotype

표 3-3. H, L-chain에 의한 항체 분류

	Iso-type		allotype
	class	sub-class	
H-chain		$IgG_1(\gamma_1)$	Gm1, Gm2, Gm3, Gm4, Gm17
		$IgG_2(\gamma_2)$	Gm23
		$IgG3(\gamma_3)$	Gm5, Gm6, Gm10, Gm11, Gm13
		$IgG4(\gamma_4)$	
	$IgA(\alpha)$	$IgA1(\alpha_1)$	
		$IgA2(\alpha_2)$	Am
	$IgM(\mu)$	$IgM1(\mu_1)$	
		$IgM2(\mu_2)$	
	$IgD(\delta)$		
	$IgE(\varepsilon)$		
L-chain	κ		Km
	λ	4종	

표 3-4 면역글로불린 특성

특성/활성	IgG	IgA	IgM	IgD	IgE
분자량(dalton)	150,000	150,000~600,000	900,000	150,000	190,000
H-chain	γ	α	μ	δ	ε
Molecular formula	$\gamma_2\kappa_2$ $\gamma_2\lambda_2$	$(\alpha_2\kappa_2)n$ $(\alpha_2\lambda_2)n$ n=1, 2, 3 or 4	$(\mu_2\kappa_2)n$ $(\mu_2\lambda_2)n$ n=1 or 5	$\delta_2\kappa_2$ $\delta_2\lambda_2$	$\varepsilon_2\kappa_2$ $\varepsilon_2\lambda_2$

표 3-4 면역글로불린 특성					
추가 chain	-	J, S	J	-	-
혈청농도(mg/ml)	12	1.8	1.5	0.03	0.0003
반감기(생체내)	23	6	5	2.5	3
태반통과성	++	-	-	-	-
성숙B-cell표면출현	-	-	+	+	-
식세포FcR결합능	++	-	-	-	-
분비물내 존재	-	++	+	-	-
보체(고전)활성화	+	-	+++	-	-
응집능	+	++	+++	-	-
opsonin	+	-	+	-	-

3. 항체의 종류와 특성

1) IgG

혈청 중 항체의 주요성분으로 총 Ig의 80% 정도를 차지하고 있으며 태반통과성이 있으므로 신생아의 혈액속에는 모체의 IgG가 포함되어 있으며 점차적으로 감소하여 3개월쯤에 최저치가 된다.

H-chain의 항원적 차이 특히 S-S결합수와 경첩부위의 길이에 따라 IgG_1~IgG_4까지 4개의 아강(subclass)으로 분류할 수 있으며 혈중농도 분포를 보면 IgG_1(65%), IgG_2(23%), IgG_3(8%), IgG_4 (4%)비율로 존재하고 있다.

이중 IgG_2는 태반통과성이 없으며 IgG_4는 보체를 전혀 활성화 시키지 못한다. 또한 IgG의 생물학적 특성을 보면, 첫째 세균과 같은 입자로된 항원과의 반응에서는 응집반응을 일으키지만 가용성 항원과의 결합에서는 침강반응을 일으킨다.

둘째, IgG는(IgG_2는 제외) 태반을 통과할 수 있는 항체로 산모의 면역 능력을 태아에게 줄 수 있게 해준다. 태반을 통하여 받은 모체의 IgG는 태아에게 감염에 대한 면역능력을 주기도 하지만 한편으로는 태아의 적혈구에 대한 모체의 항체가 원인이 되는 신생아의 용혈성 질환인 태아적아구증(erythroblastosis fetalis)를 일으킬 수도 있다.

셋째, 옵소닌작용(opsonization)을 가진 항체이다. 항체의 F_{ab}부위가 세균의 항원결정인자와 결합을 하고 대식세포 및 다형핵백혈구들은 IgG 항체의 Fc 부분에 대한 수용체를 가지고 있으므로 옵소닌 작용을 하는 부위는 Fc 부위이다. 이들 식세포들은 Fc 부분에 대한 수용체를 이용하여 항체가 결합된 세균에 부착하여 탐식하게 된다. 탐식작용을 증강시키는 항체로 IgG, IgM이 있다. 넷째, 항체의존세포매개독성작용(antibody dependent Cell mediated cytotoxicity, ADCC)에 관여한다. 표적세포(세균, 암세포)에 F_{ab}가 결합을 하고 Fc 부위는 Fc수용체를 가진 세포독성세포(Killer cell, K cell)가 결합하여 표적세포를 파괴시킨다.

다섯째, 보체를 활성화시키며 그 결과로 여러 가지 생물학적 활성물질을 유리하여 세포를 파괴시킨다. 보체계 구성요소의 일부는 옵소닌으로 작용한다. 여섯째, 독소 및 독액을 중화시킬 수 있는 수동면역에 적합한 항체이다. 일곱째, 운동성(편모, 섬모) 세균들을 효율적으로 비가동화(immobilization) 시킨다. 여덟번째, Virus의 부착을 방해하여 감염을 억제한다.

2) IgM

IgM은 정상성인의 혈청에서 총 Igs의 5~10%를 차지하며 건강인의 혈청중 농도는 0.5~2.0 mg/ml(평균 약 1mg/ml)정도 이다. 분자량(MW)은 약 90만, 침강계수(S)는 19S로 Ig 중에서도 가장 큰 거대 분자이며 Mercaptoethanol로 분획하면 분자량 16만, 7S의 subunits로 분해되고 10% 이상의 carbohydrate를 함유하고 있다. 즉 IgM 분자는 1쌍식의 H-chain과 L-chain으로 구성된 5개의 subunit(5량체)로 되어 있으며 J(Joining)-chain에 의해 결합되어 있다. 또한 IgM의 H-chain에는 IgG에 비해 C_H4영역이 하나 더 있으며 태반을 통과하지 못하고 항원과 결합할 결합 부위가 10개 있어서 이론적으로 10가(Valence) 항체라 한다.

표 3-5. IgG subclass 성질의 비교

	IgG_1	IgG_2	IgG_3	IgG4
혈청중농도(mg/ml)	9	3	1	0.5
혈청중의 농도비(%)	65	23	8	4
반감기(일)	23	23	8	23
보체활성화				
고전경로	+ +	+	+ +	-
2차경로	+	+	+ +	

표 3-5. IgG subclass 성질의 비교				
태반통과성	+ +	+/ -	+ +	+ +
결합세포				
호중구	+	+	+	+
대식세포	+	±	+	+
비만세포	-	-	-	+

IgM은 FcR을 통하여 일부세포(B-cell)에 결합되어 단량체로 존재하기도 한다. 이때 B-cell 표면의 단량체 IgM은 항원에 대한 수용체로 작용한다.

IgM의 생물학적 특성을 보면, 첫 번째로 개체발생상 가장 일찍 생성된다. 임신 5개월부터 태아가 생성하는 유일한 면역글로불린으로 IgM 증가는 근래 감염 또는 항원에 노출된 것을 의미한다. 특히 태생기에 자궁내에서 풍진, 톡소플라스마, 매독 등에 감염되면 IgM 증가를 가져온다. 두 번째로 병원체 감염시 가장 빨리 생성(2~3일 후)되며 반감기는 약 5일로 짧으며 곧 소실된다. 세 번째로 효과적인 응집항체이다. 5량체의 기본단위로 구성되어 동일 항원 분자상에 멀리 떨어져 있는 항원분자간의 결합이 가능하고 동일한 항원결정부위가 반복적으로 있는 항원들과 잘 결합할 수 있다.

네 번째로, 효과적인 보체결합 즉 보체 활성 항체이다. 한 개의 IgM 분자로 충분히 보체를 활성화시킬 수 있으므로 세균 또는 다른 세포들에 대한 보체매개용해 반응을 일으킬 수 있다.

다섯 번째로, 특정한 항체는 주로 IgM이다. 자연동종적혈구응집소(natural isohemagglutinin)는 ABO 적혈구 항원에 대한 항체로서 자연적으로 생기는 IgM 항체이다. 그 밖에 한냉응집소, 이호성항체, 류마토이드인자(IgG의 Fc부분에 대한 자가항체), 그람음성균 O항원에 대한 항체 등도 주로 IgM에 속한다.

3) IgA

IgA는 총 Igs의 10~20%를 차지하며 혈청 중 평균 농도는 1.4~4 mg/ml이며 혈청 IgA와 분비형 IgA르 구분된다. 혈청 IgA는 분자(MW)이 약 16만이고 침강계수(S)는 단량체(monomer)가 7S 이고 다중체(polymer)는 9S, 11S, 13S 등이다. 분비형 IgA는 분자량이 39만, 침강계수(S)가 11S로서 IgA dimer에 분비성분(secretory component, SC) 1분자와 J-chain(Joining-chain) 1분자가 결합하고 있어 표현 분자식은$(\alpha_2L_2)_2SC \cdot J$ 로 표현된다.

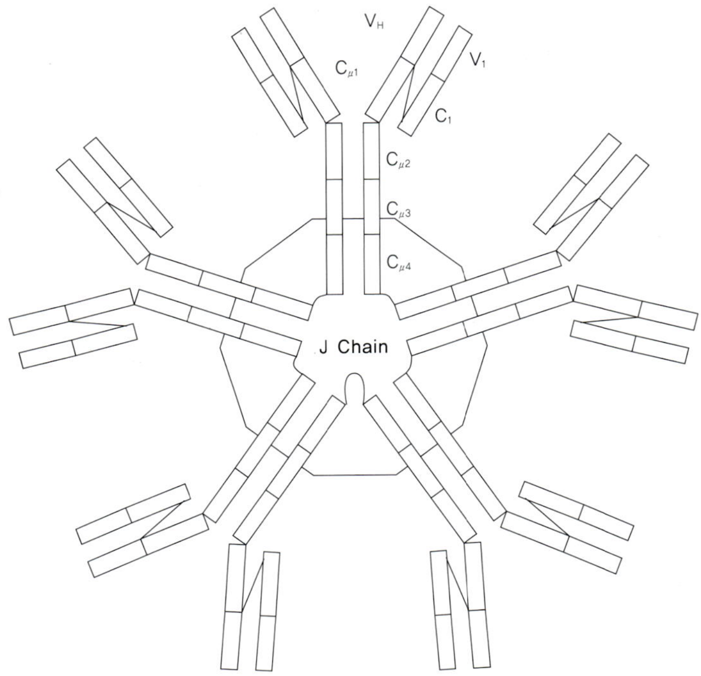

그림 3-10. ▶ IgM 분자구조

SC는 분자량이 75,000, 침강계수(S) 4.5S의 당단백질로서 J-chain을 가진 IgA dimer와 S-S결합을 도와 그 Fc 부위에 결합한다. J-chain은 분자량이 15,000 정도의 산성 당단백으로서 점막하조직의 형질세포에서 생산되어 IgA와 결합하여 방출되며 또 일부의 IgA dimer는 혈액 속에 들어가지만 대부분은 점막상피세포에 들어가 그곳에서 SC와 결합하여 SIgA로 되어 점막표면으로 분비된다. 분비성분(Sc)의 결합은 IgA 이동을 용이하게하고 단백분해효소로부터 IgA 분해를 를 보호하는 역할을 한다.

IgA의 생성세포는 약 85%가 소화관의 점막이나 기도점막, 고유장치의 림프관에 분포해 있고 나머지가 비장이나 골수, 림프절에 분포해 있다. 혈청 IgA의 경우는 주로 비장이나 골수, 림프절에서 유래하고 일부는 소화관 등에 의해 유래한다. 혈청 IgA는 6, 7세쯤에 성인의 혈청수준 70%에 달하지만 SIgA는 생후 4주째에 타액속에 나타나고 6주 후에는 성인량의 혈청 수준에 도달한다.

중요한 생물학적기능으로는, 첫 번째로 분비형 IgA(SIgA)는 침, 소변, 눈물, 점액, 초유(colostrum) 그리고 위액등의 분비액에 주로 존재하며 국소 감염에 중요한 역할을 한다. 두 번째로, 보체 수용체가 없으므로 보체를 활성화시킬 수 없다. 따라서 세균 유해작용을 일으키지 못한다. 그러나 분비형 IgA를 가지는 분비액에 lysozyme 이 존재하면 그람음성 세균에 대한 살균작용을 나타낸다. 세 번째로 항 Virus작용을 나타내며 또한 응집 항체이다.

표 3-6. IgA의 구성 성분의 성상				
	혈청 IgA	분비형 IgA	SC	J-Chain
분자구조	α_2L_2 $(\alpha_2L_2)_{2-4}$·J	$(\alpha_2L_2)_2$·J·SC	SC	J
침강계수	7, 9, 15	11	4.5	1.3
분 자 량	160,000	385,000	75,000	15,000
당(%)	6~7	12	2~15	7~8
생산부위	주로 골수, 소화관 비장, 임파절	소화관, 기도 점막하조직	점막상피세포	형질세포

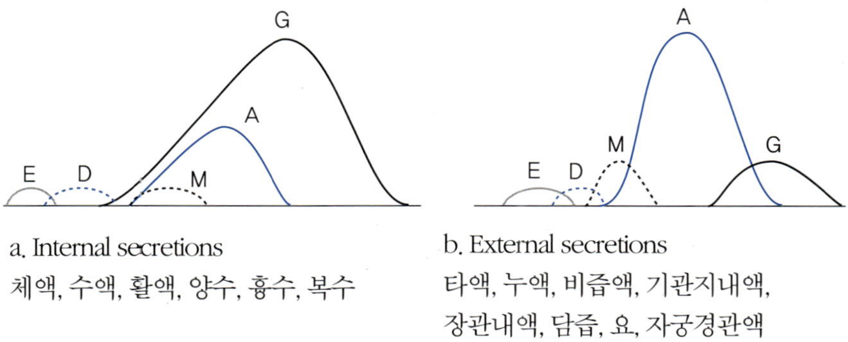

그림 3-11 ▶ 분비액 속의 면역글로불린 조성

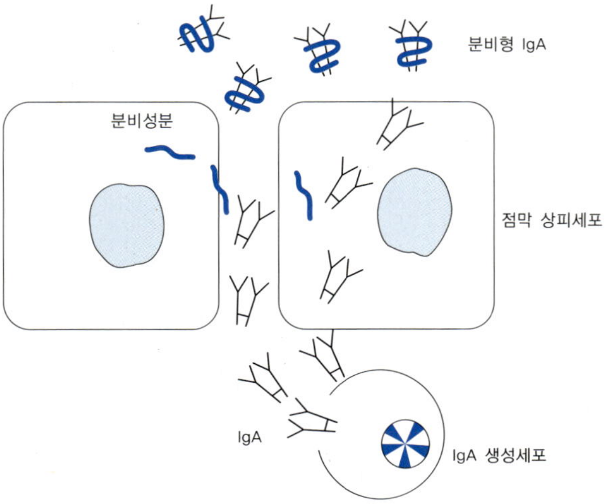

그림 3-12. ▶ 분비형 IgA(SIgA)

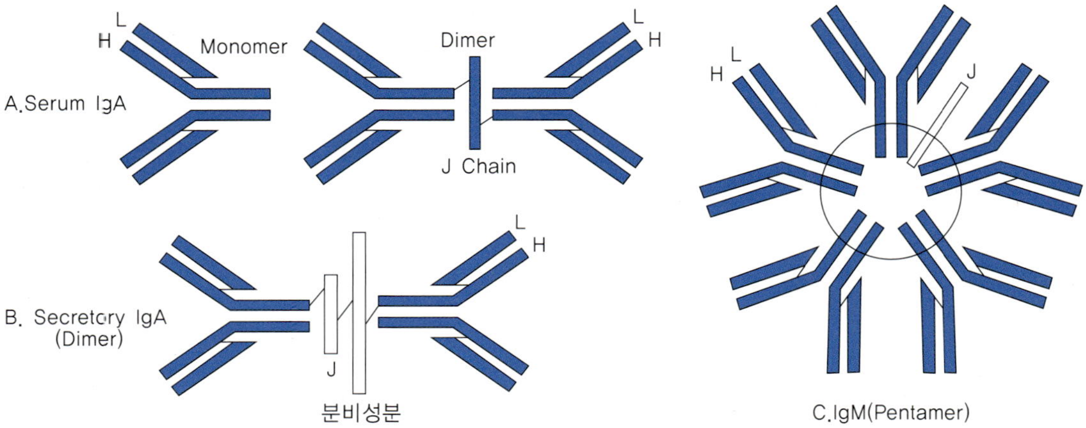

그림 3-13. ▶ 중합체로 된 사람 면역글로불린의 모형

4) IgD

IgD 항체는 myeloma환자의 혈청단백에서 처음 발견되었다. 이 항체는 건강인의 혈청 중에 존재하는 모든 항체의 0.2%를 차지하고 있다. 혈중 농도는 3~4 mg/dl로서 미량 존재한다. IgD 항체는 분자량이 15만, 침강계수(S)가 7S로서 단백 분해효소나 열에 처리하면 민감하게 변성하며 반감기는 3일 정도이고 보체를 활성화하지 않는다.

IgD와 IgM은 B-cell 표면에 동시에 존재하며 항원수용체의 역할을 한다.

혈청중 IgD 항체는 만성감염증에서 상승하는 경향이 있다.

5) IgE

정상인의 혈중 IgE 농도는 미량(0.0003 mg/ml)이며, 침강계수(S)는 8S, 분자량(MW)은 약 190, 000 정도이다. 또한 단량체이며 불변영역에 C_H4 영역을 가진다. IgE는 1966년(石坂; Ishizaka)에 확인되어 불리어졌으며 그 이전에는 allergy 환자의 혈청 중에서 발견되었으므로 reagin으로 불려졌다. IgE는 비만세포(mast cell)와 호염기성세포 표면에 있는 Fc receptor과 강하게 결합하는 세포친화성항체(homocytotrophic antibody)이다.

allergen이 이들 세포에 결합된 IgE와 교차결합하면 세포 과립내 물질(히스타민성)이 탈과립화되어 알레르기증상을 보인다. 또한 기생충 감염시 혈청 중 IgE가 상승하고 IgE가 기생충표면에 결합하면 IgE Fc부위가 호산구표면의 수용체(FcR)에 결합하여 기생충을 사멸시킨다. 이러한 이유로 혈청중 IgE 항체는 어떤 종류의 allergy 질환이나 기생충 질환(특히 윤충류 감염)에서 상승한다. 혈중농도가 미량이어서 방사면역측정법등에 의해서 검출되고 생물학적으로는 Prausnitz-Kustner(P-K)반응으로 검출된다.

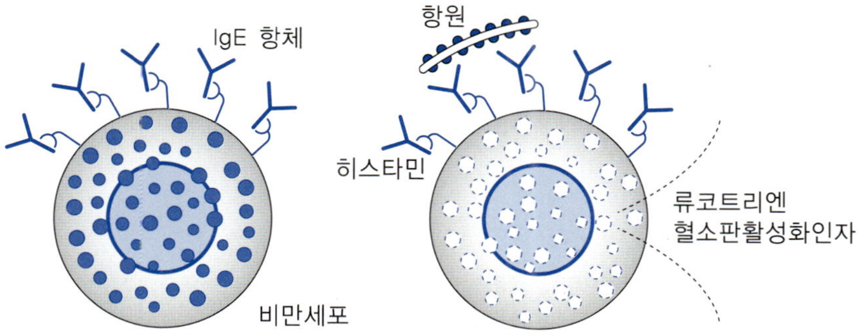

그림 3-14. ▶ allergen 교차결합-비만세포 활성

표 3-7. 혈청 면역글로불린에 변화를 가져오는 질환

항체-class	증가	감소
Ig G	감염증, 만성육아종성감염, 교원병, 간질환, IgG골수종, 류마티스성관절염	무, 저γ -글로불린혈증, 벤스존스단백결핍증, 중증복합면역부전증, 림프아구성백혈병, 면역억제재투여, 림프계종양
IgM	IgM증가수반 면역부전증, 간염, 전염성단핵구증가증, 홍반성낭창, 류마티스성관절자궁내감염, Waldenstroem's macroglobulinemia	무, 저γ -글로불린혈증, 만성림프아구성백혈병, 림프증식이상증
IgA	Wiskott-Aldrich syndrome, 간경변, 홍반성낭창, 류마티스성관절염, 만성간염	ataxia telangiectasia, 무, 저γ-글로불린혈증, IgA단독결손증
IgD	만성감염증, IgD 골수종	
IgE	알러지질환, 기생충질환	선천성 무γ-글로불린혈증

4. 단클론항체(Monoclonal Antibody)

1) 개념

다수의 항원결정기를 가진 항원은 하나의 항원결정기를 인식하는 다양한 B-cell clone이 증식되고 분화되도록 유도한다. 이로 인해 생성된 항체는 서로 이질적이며 한 항원결정기에 특이적인 개개의 항체로써 다클론성 항체(polyclonal antibody)라 한다. 반면에 단일항원결정기에 대한 단클론성세포로부터 얻어지는 특이적인 항체는 단클론성항체(monoclonal antibody)이다.

2) 단클론성 항체생성단계

(1) 면역처치

① 항원주입

② 비장세포적출(B-cell 유도)

(2) 융합 : hybridoma-cell

① 비장(B-cell) + 골수종세포(B-종양세포)

- 비장(B-cell) : HGPRT(+), Ig(+), mortal
- PEG 이용 : 세포막융합 촉진

② HAT 배양액 ; 비융합 골수종, 비융합 B-cell 제거

(3) clone 선택 : 특정 hybridoma-cell 선택

한계희석 ; 96well-microtiter plate 사용

1 hybridoma-cell/ 1 well → 배양

(4) 항체생성세포 유무 검사 : ELISA

(5) 항체생성세포의 클론화 : hybridoma-cell 분리배양

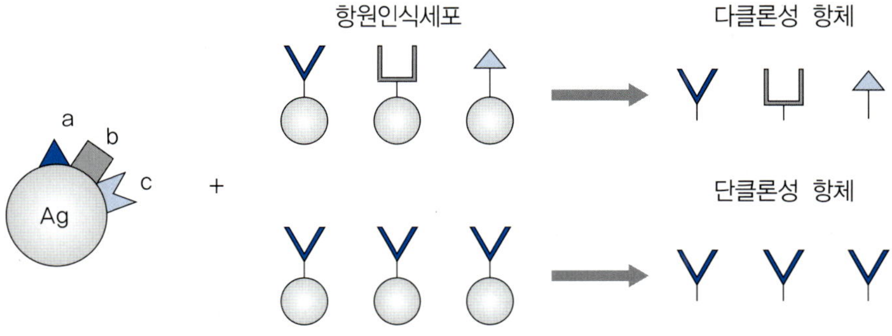

그림 3-15. ▶ 단클론성항체와 다클론성항체 개념

Georges Koehler와 Cesar Milstein(1975년)은 단클론항체 제조법을 고안하였다. 항체를 생성하는 정상적인 B-cell과 골수종세포(종양성 형질세포)를 융합하면 잡종암세포(hybridoma-cell)인 잡종세포(hybrid-cell)를 얻을 수 있다.

hybridoma-cell은 암세포로서 무한히 세포 분열을 하여 증식하는 성질과, 항체 생성 세포로서 항체를 생성하는 성질의 양쪽 모두를 지니고 있다. 이것을 시험관 중에서 배양하면 다량의 단클론성항체를 무한정 얻을 수 있게 되는 것이다(그림 3-16 참조).

이러한 단클론성항체는 순수한 한 종류의 항체로서 진단시약, 치료제, 연구 목적에 사용되고 있다.

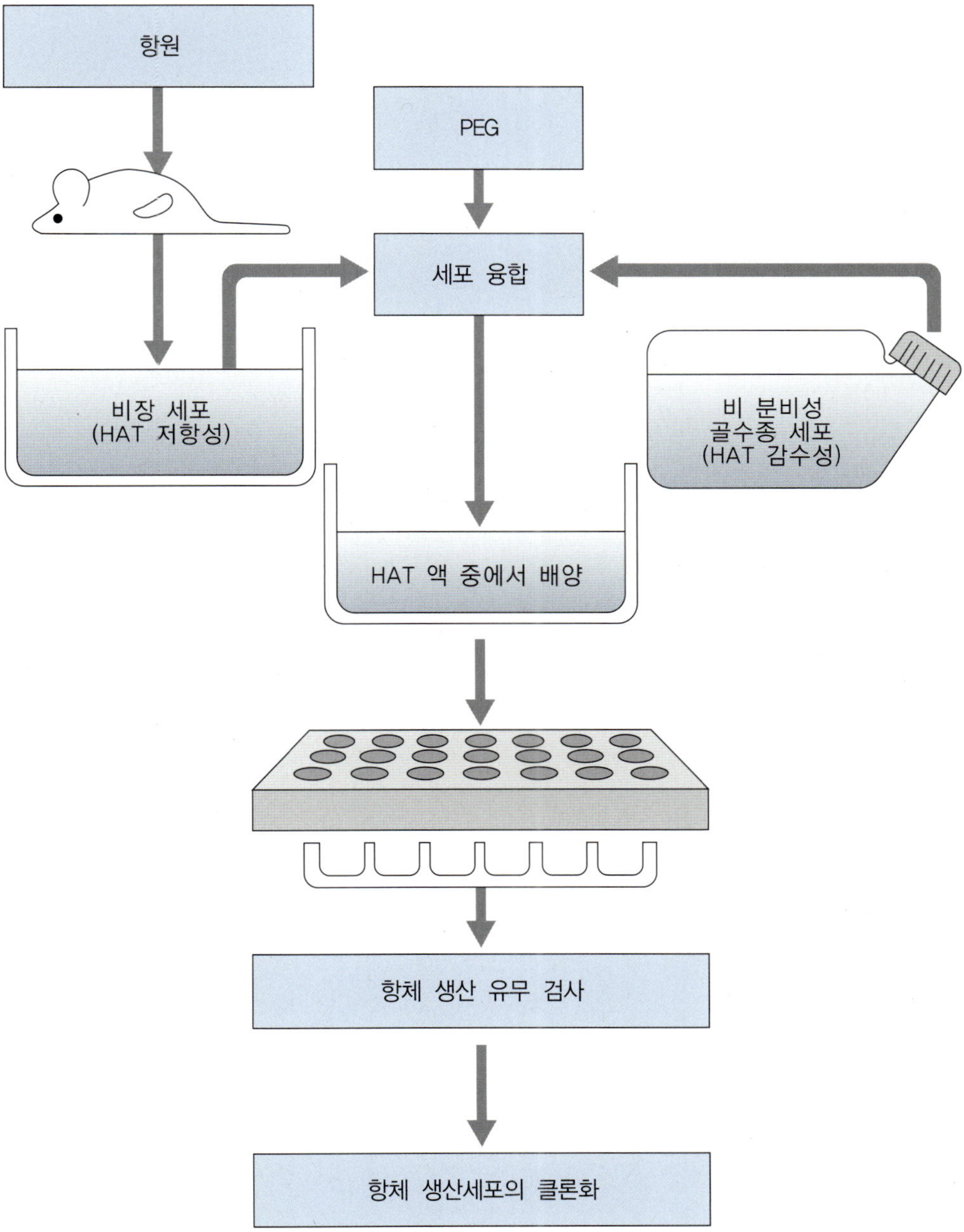

그림 3-16. ▶ 단클론항체 생성단계

Chapter 4

학습목표

1. 면역반응에 관련된 세포에 대해 설명한다.
   1) 림프계세포 종류및 특성
   2) 골수계세포 종류및 특성
2. 면역세포와 관련된 CD분자의 특징 및 종류에 대해 설명한다.
3. NK-세포의 기능 및 특성을 설명한다.

면역 관여세포

CHAPTER 04

면역에 관여하는 세포는 가 주체이며 이 림프구는 간세포(Stem cell)에서 분화되어 출현한다. Stem cell은 태생기 중에는 주로 간(liver)에서 생성되지만 출생시 및 신생아기에서는 골수로 이주하는 것으로 알려져 있으며 성인에서는 골수뿐만 아니라 림프절, 간에서도 증명된다.

표 4-1. 면역반응에 관여하는 세포의 분화과정

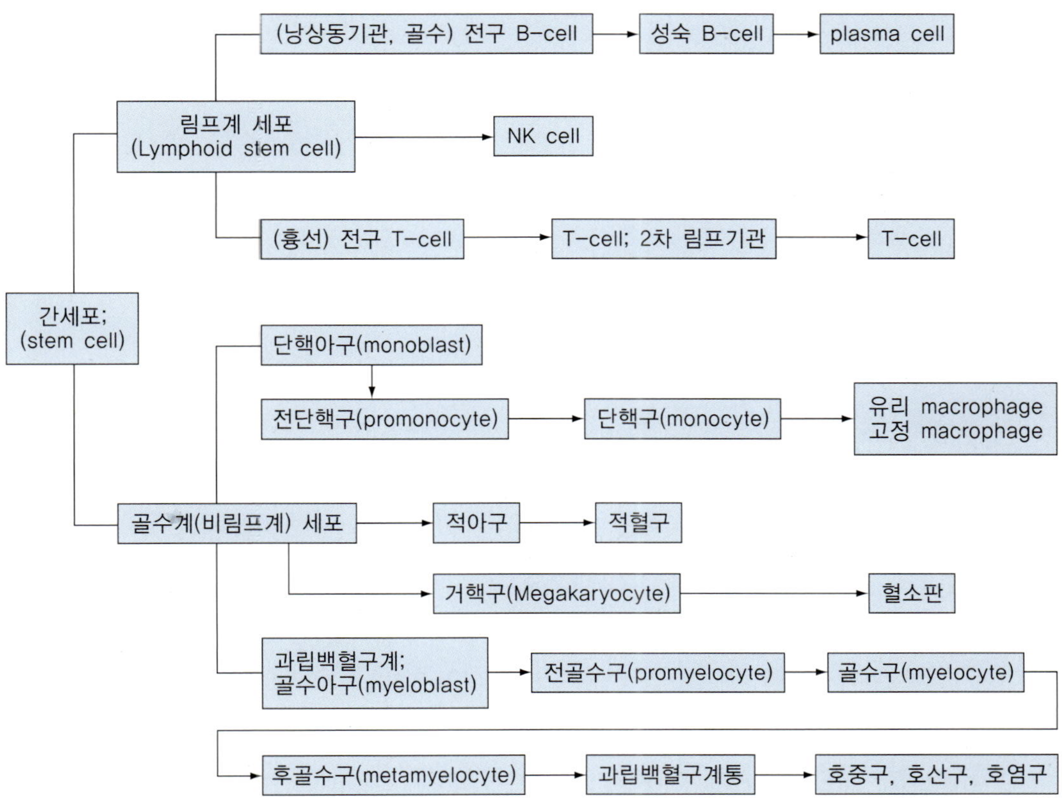

Hematopoietic Stem cell(조혈줄기세포)에서 유래된 림프계세포에는 T-cell, B-cell, NK-cell 골수계세포에는 monocyte, 과립백혈구, 수지상세포(dendtitic cell) 등이 있다.

1. 림프계 세포

1) T-cell

T-cell은 조절기능과 행동세포 기능에 따라 몇 개의 subsets로 나누어지며 보조 T-cell(helper T-cell : Th), 억제 T-cell(suppressor T-cell : Ts), 세포독성 T-cell(cytotoxic T-cell) 등으로 구별된다. T-cell의 세포막표면에는 항원과 특이적으로 결합하는 T-cell 항원 receptor(TCR)가 존재하는데, 두 종류가 있으며 α-β 이질이량체(heterodimer)로 구성된 TCR_2 와, γ-δ 이질이량체로 구성된 TCR_1 으로 구별된다. 말초혈액 T-cell의 약 95%는 TCR_2를 가지며 약 5% 정도에서 TCR_1을 가진다.

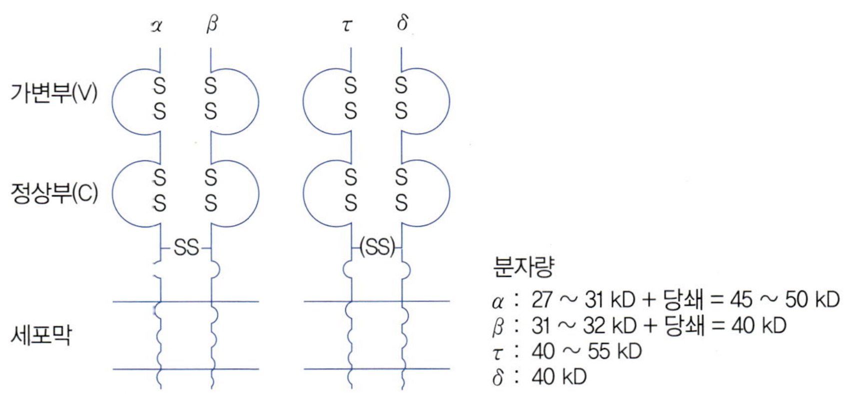

그림 4-1. ▶ T-cell Receptor(TCR)

TCR_2를 가진 말초혈액 T-cell은 CD4와 CD8 표면분자항원 유무에 따라 다시 구별한다. 즉 CD4 인 T-cell은 보조 T-cell, 그리고 CD8인 T-cell은 억제 T-cell, 또는 세포독성 T-cell로 구분되고 CD4 T-cell은 다시 Th1, Th2 아군으로 분류된다. 이중 Th1 세포(염증성보조 T-cell)는 세포성매개면역반응에 의한 세포내 미생물 제거에 관여하며 Th2 세포(진정보조 T-cell)는 B-cell의 항체분화증식 작용에 관여한다.

말초혈액 T-cell은 CD4, CD8 중 어느 하나만 가진다. CD4, CD8 분자들은 T-cell 활성화에 중요한 분자들이다. 그러나 이 분자들은 항원을 직접 인식하는 역할은 없으며 MHC분자를 감별하여 인식하는 기능을 가지고 있다. CD4 인 T-cell 은 MHC-class II항원

(MHC-제2항원)과 연관하여 항원을 인식하며, CD8 인 T-cell 은 MHC-class I항원(MHC-제1항원)과 연관하여 항원을 인식한다. 다시 말하면, MHC-제2항원과 붙은 항원은 CD4 분자를 가진 T-cell과, 그리고 MHC-제1항원과 붙은 항원은 CD8 분자를 가진 T-cell과 작용을 하게된다.

TCR_1을 가진 T-cell은 대부분 CD4, CD8 이 모두 없는 세포들이며 피부의 진피, 소화기와 생식기 점막상피에 자리잡고 있으며 상피내림프구(intra-epithelial lymphocyte, IEL)이라고 부른다.

세포표면에 있는 항원중 림프구의 분화 성장과정에서 특징적으로 나타나는 분화항원(differentiation antigen)은 단클론항체를 이용하여 분류할 수 있다. 이 분류 명명법이 CD(cluster of differentiation)이며 표식인자의 특성에 따라 CD1, CD2, 등으로 명명한다.

모든 T-cell 표면에 표현되는 표식인자로 CD2가 있다. 사람 T-cell은 특징적으로 면양적혈구와 rosette를 형성하며 이 면양적혈구가 붙는 수용체가 CD2 이다(표 4-2참조).

휴면기(resting) T-cell에는 MHC-제1항원만 표현되며 IgG, IgM Fc 부분에 대한 FcR도 가지고 있다. 또한 T-cell은 B-cell에 비해 세포표면에 미세한 융모가 적고 매끄러우며 부착능력이 약하고 표면에 보체(C_3)수용체를 갖고 있지 않다. T-cell 의 수명은 사람인 경우 대개 6개월에서 10년 정도이다.

2) B-cell

말초 림프기구의 림프구 중 B-cell은 약 15% 정도 차지하고 있으며 B-cell을 T-cell과 구별하는 기본표식인자는 면역글로불린이다.

말초혈액 B-cell은 표면면역글로불린으로 IgM, IgD를 가지며 IgG, IgA또는 IgE를 가진 B-cell은 드물다. B-cell 표면면역글로불린 항원수용체로서 중요한 기능을 가진다.

항원과 세포막 표면 면역글로불린의 항원수용체가 결합하고 반응, 증식을 할 때 세포막표면의 면역글로불린과 동일한 항체를 생성하게된다. 따라서 한 개의 B-cell에는 한 종류의 항원 receptor밖에 없고 항체 생산세포는 한 종류의 면역글로불린만을 분비하게 된다. B-cell표면에는 면역글로불린이외에도 여러 종류의 marker가 존재한다. B-cell표면 표식인자(marker)로는 IgG의 Fc부분이 결합하는 Fc수용체(FcR : CD_{32}) 및 분화항원인 CD_{19}, CD_{20}, 그리고 CD_{22}등이 있다. 모든 B-cell은 아니지만 대부분의 B-cell들은 FcR을 가지고 있다.

항원, 항체 복합체에 의하여 활성화되어 표적 세포표면에 붙은 C_{3b}, C_{3d} 보체가 붙을 수 있는 수용체가 B-cell 표면에 있으며 각각 CR_1(CD_{35}), CR_2 (CD_{21})로 부르며 B-cell활성에 관여한다.

B-cell 표면에는 MHC-제1항원과 MHC-제2항원이 모두 존재한다. 또한 일부의 B-cell은 EBV 수용체를 갖고 있다.

표 4-2. 세포표면 CD 항원

CD명칭	유사명칭	주된 세포분포	참고
CD_1	T_6	Thymocytes, dendritic cells	
CD_2	T_{11}	T-cells, NK-cells	면양적혈구와 rosette 형성
CD_3	T_3	T-cells	TCR 신호전달기능
CD_4	T_4	T-cell subset(Th-cell)	MHC-제2항원에 결합
CD_5	T_1	T-cell, B-cell subset	
CD_8	T_8	T-cell subset(Ts, Tc-cell)	MHC-제1항원에 결합
CD_{16}		NK cells, granulocytes	
CD_{19}	B_4	B cells	
CD_{20}	B_1	B cells	
CD_{21}	CR_2, C_{3d}- receptor	B cells	Receptor for C_{3d}, Epstein Barr virus-receptor
CD_{22}		B cells	
CD_{32}		Monocyte, macrophages, granulocytes, activated-B cells	Fc receptor for IgG
CD_{35}	CR_1 :C_{3b}- receptor	granulocytes, erythrocytes, B-cells.	CR1 receptor for C_{3b} and C_{4b}
CD_{38}	T_{10}	B-cells, thymocytes, activated T cells	
CD_{71}	T_9	Activated T and B cells, macrophages	Transferrin receptor

3) NK-cell

NK-cell은 말초혈액 림프구의 5~10%를 차지하며 형태학적으로는 large granular lymphocyte(LGL)이다. 항원인식에 따른 MHC제한성이 없고 항원특이성도 없다. 세포표면 marker로 CD_2, CD_{16}, CD_{56} 등을 갖고 있으며 세포표면에 Fc수용체가 있다. 비특이적으로 암세포와 바이러스 감염세포를 죽이며 면역반응의 조절에 관여하는 싸이토카인을 생성하기도 한다. 특히 표적세포파괴시 항체(항종양혹은 항 바이러스항체)가 이들 표적세포에 결합하여 파괴할 수 있으며 이작용을 ADCC(antibody dependent cell-mediated cytotoxicity)라 한다.

NK-cell이 표적세포를 인식할 수 있는 기전은 표적세포의 MHC-1 분자제시감소등에 따른 NK-cell 수용체를 이용한 인식과 IgG FcR(CD_{16})을 이용한 ADCC 작용에 의한 인식 기전이 있다.

NK-cell 표면에는 모든 백혈구표면에 공통으로 존재하는 세포부착 및 세포간 상호작용에 중요한 역할을 하는 LFA-1항원이 있다.

NK-cell은 IL-2, 감마-인터페론의 상호작용에 의해 활성화되며 활성화된 세포를 LAK (lymphokine activated killer)세포라 한다.

표 4-3. T-cell, B-cell 비교

성 상	T-cell	B-cell
1. 적혈구 수용체(sheep)	+	-
2. 세포표면 Ig수용체	-	++
3. Fc 수용체	±	++
4. 보체 수용체(CR_1, CR_2)	-	++
5. Virus 수용체(EBV)	-	+
6. Mitogen 수용체		
Phytohemagglutinin(PHA)	+	-
Concanavalin A(Con-A)	+	-
Pokeweed mitogen(PWM)	+	+
Lipopolysaccharide(LPS)	-	+
7. 세포성면역	+	-
8. 체액성면역(항체생성)	-	+
9. MHC-class I항원	++	++
MHC-class II항원	only activated cells	++
10. 세포표면분자		
CD_2, CD_3, CD_4, CD_5, CD_6, CD_7, CD_8	+	-
CD_5, CD_{19}, CD_{20}, CD_{21}, CD_{22}, CD_{24}	-	+
11. 성상		
세포표면 미세융모	비교적 적다	비교적 많다
세포부착능	약하다	강하다
수명	길다	짧다
12. 분포		
말초혈액	85%	15%
림프절	85%	15%
비장	65%	35%

2. 골수계 세포

1) Mononuclear phagocytes

단핵 식세포는 체내에 넓게 분포하면서 외부 이물질과 혈액, 림프액, 그리고 조직에서 나오는 노폐물들을 제거하는 세포로 혈중의 단핵구(monocytes)와 체내 여러 조직에서 발견되는 대식세포(macrophages)가 포함된다(그림 4-2 참조).

단핵 식세포는 골수의 간세포(stem cell)에서 유래하여 monoblast-promonocyte-monocyte phase를 지나는 성숙기를 거쳐 혈중으로 유리된다. 단핵구는 혈중에서 약 1~2일간 머문 후에 주작용 부위인 조직으로 이동하여 대식세포로 분화한다.

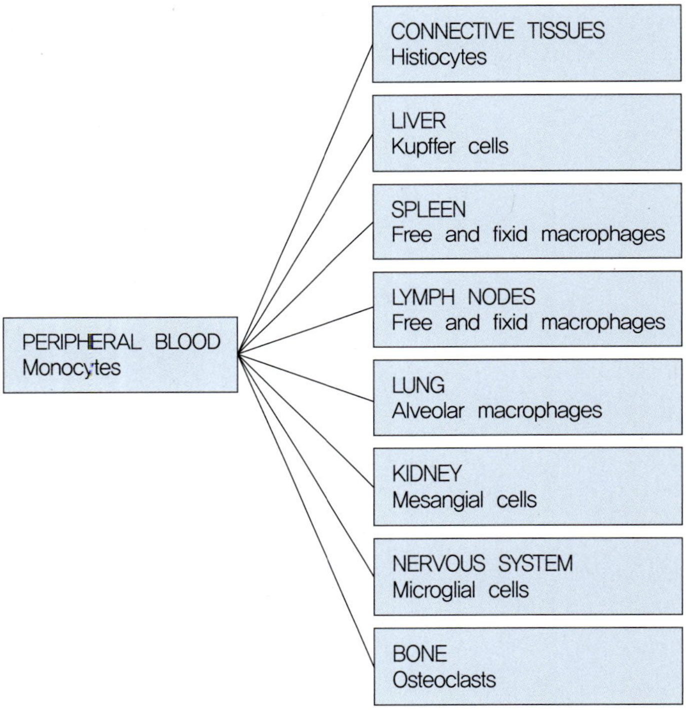

그림 4-2. ▶ 단핵 식세포의 분포

단핵구에서 대식세포로의 이행은 형태학적, 생화학적, 그리고 기능적 변화를 동반한다. 분화과정 동안에 세포는 그 크기가 커지고 세포내의 소 기관들의 수가 증가하며 cytochrome oxidase와 같은 미토콘드리아 효소뿐만 아니라 acid-phosphatase, beta-glucuronidase, cathepsin, lysozyme, 그리고 aryl sulfatase와 같은 lysosomal enzymes의 함량도 증가한다.

단핵식세포의 주된 기능은 입자성항원을 제거하는 탐식작용과 특이적 면역 반응의 유도를 위하여 꼭 필요한 단계인 항원 인식 및 제공(processing)에 있다.

대식세포는 phagocytosis과정을 통하여 모든 고형물질을 흡수하고 파괴하도록 고도로 분화되어 있다. 이들 세포는 세균, 손상된 혹은 노쇠한 세포, 암세포, colloidal materials, 그리고 macromolecules 등을 제거하고 파괴한다. 탐식 과정은 항체와 보체에 의하여 촉진되는데 항체나 보체에 의해 싸여진 물질은 더 효과적으로 흡수되기 때문이다.

혈중 단핵구는 보체계 혹은 T-cell에서 분비된 여러가지 물질들에 의하여 손상 부위로 몰려들며(chemotaxis) 거기서 대식세포로 분화되어 가고 여러 종류의 체액성 물질에 의해 더욱 활성화된다. 활성화된 대식세포는 각종 대사활동과 항균작용이 왕성해진다. 또한 여러 보체성분, Prostaglandin, IL-1, IL-6, IL-12 및 TNF 등을 생성한다.

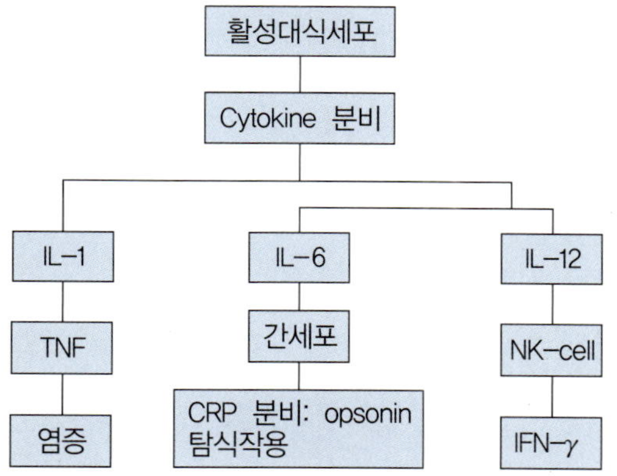

그림 4-3. ▶ 대식세포로부터 유도된 cytokine

2) Granulocytic Cells

(1) Neutrophils

호중구는 성인의 말초혈액 중에서 전체 백혈구의 60~70%를 차지하며 대식세포와는 달리 골수계 분화의 마지막 분열세포이다. 호중구는 골수의 간세포(stem cell)에서 유래하여 myeloblast -promyelocyte -metamyelocyte -band cell-mature neutrophils 까지의 여러 단계의 성숙과정을 거친다.

호중구는 혈중에서 약 12시간 존재하다가 조직으로 들어가며 정상적으로는 호중구가 조직에서 다시 혈액내로 돌아가는 일은 없다.

호중구는 성숙함에 따라서 두 종류의 특징적인 primary(azurophilic)와 secondary (specific)granules이 나타난다. primary granules는 지름이 약 0.4 micron 정도의 크기로 성숙 초기에 나타나고, myeloperoxidase, arginine-rich basic(cationic) proteins, sulfated mucopolysaccharides, acid phosphatase, acid hydrolases가 함유되어 있다.

Secondary specific granules은 호중구의 성숙 중간 단계에서 나타나며 형태학적으로 더 작고(지름 약 0.3μ) 덜 진하게 나타나며 alkaline phosphatase, lysozyme, 그리고 aminopeptidase가 풍부하다. 성숙이 진행되면서 secondary granules의 수가 더 많아진다. 함입된 물질을 분해하고 미생물을 죽이는 데는 이들 두 종류의 과립 모두가 중요한 역할을 한다.

호중구에 의한 식작용은 호중구내의 용해효소와 살균성물질이 1, 2차과립에 포함되어 있다는 것이 대식세포에 의한 식작용과 다른점이다.

(2) Eosinophil

호산구는 혈중 백혈구의 1~3%를 차지하는 이동성 탐식세포이다. eosin에 의해 붉게 염색되는 세포질 과립을 가지는 것이 그 특징이다. 호산구는 골수에서 혈중으로 유리되기 3~6일 전에 성숙되며 혈중 에서는 약 30분의 반감기로 순환한다. 호산구는 조직에서 약 12일의 반감기를 가지며 거기에서 그들의 주 기능을 수행한다.

이들 세포가 성숙함에 따라 primary(azurophilic) 과립에서 large cytoplasmic granules로 이행 되어간다. 이들 과립내용물은 표를 참조한다(표 4-4).

호산구는 미생물과 가용성 항원-항체 복합체 등을 탐식할 수 있지만 호중구 보다는 작용이 효과적이지 못하다. 호산구는 기생충 질환시 비만세포와 협동하여 기생충을 죽인다. 즉 비만세포는 eosinophil chemotactic factor-A(ECF-A)와 histamine을 유리하여 호산구를 끌어 들이며 호산구는 Fc 수용체와 C_{3b} 수용체를 통하여 기생충에 결합하고 각종 효소를 유리하여 기생충을 죽이는 역할을 한다.

표 4-4. 호산구의 과립내용물과 작용

과립내용물	작 용
Major basic protein(MBP)	기생충에 독성, histamine유리
Eosinophil cationic protein(ECP)	기생충에 독성,
Peroxidase	histamine유리, LTB4, LTC4, LTD4분해
Arylsulphatase	SRS-A(LTC4 & LTD4)분해
Phospholipase	PAF 분해
Histaminase	histamine 분해
Eosinophil neurotoxin	신경손상

※ LTB4 ; leukotriene B4, SRS-A ; slow reacting substance-A, PAF ; platelet activating factor

(3) Basophils

골수에서 유래되어 점막조직이나 결합조직에 나타나는 호염기성 세포를 비만세포(mast-cell)라고 부르며 혈중백혈구의 0.5% 이하를 차지한다. 말초혈액 중의 호염구와는 동질성이며 large purple granules를 함유하고 있다.

이들 과립에는 histamine과 heparin등이 다량 존재하며 자극에 의해 탈과립이 되면 이들 물질이 세포밖으로 방출되어 즉시형 알레르기를 일으킨다. 비만세포, 호염구의 표면에는 IgE의 Fc부분과 결합하는 receptor가 존재하고 있다. 이들 세포표면에 결합되어 있는 IgE에 특이항원이 결합되어 세포활성화가 일어난다. 이때 bivalent나 polyvalent 항원만이 Fc 수용체를 교차결합시켜 세포를 활성화시키고 histamine등 여러 종류의 매개물질을 유리시킨다(표 4-5 참조).

체내의 mediator-cell은 혈관 투과력을 증대시키고 평활근을 수축시키며 그리고 염증반응을 증대시키는 등의 다양한 작용을 지닌 화학물질의 분비를 통하여 면역반응에 참여한다. 이들 세포는 비만세포(mast cells), 호염구(basophils), 혈소판(platelets) 그리고 enterochromafin세포 등으로 구성되어 있다. 호염구와 혈중 혈소판은 순환혈액중의 주된 mediator-cell 이다.

표 4-5. 비만세포유래 매개물질과 그 작용

Mediatcrs	작 용
Histamine	혈관확장, 혈관투과력증대, 기관지수축
Heparin	항응고작용
Tryptase	C3 활성화
β -glucosaminidase	glucosamine분해
ECF-A	호산구유주촉진
NCF	호중구유주촉진
PAF	매개물질유리
SRS-A(LTB4 & LTD4)	혈관확장, 혈관투과력증대, 기관지수축
Prostaglandins	혈소판응집, 혈관확장

※ ECF-A : Eosinophil chemotactic factor, NCF : neutrophil chemotactic factor,
PAF : platelet activating factor, LTB4 : leukotriene B4, SRS-A ::slow reacting substance-A

3) APC(Antigen-presenting cells)

항원제공 세포는 주로 피부, 임파절, 비장, 흉선에서 발견되며 주된 역할은 항원을 임파구에 제공하는 것이다. 항원제공세포의 공통적인 특징으로 표면에 MHC-class Ⅱ 항원을 많이 함유하고 있으나 MHC-class Ⅱ 항원을 발현하지 않는 세포도 있다(세포 혈관내피세포, Lymphoid-dendritic cell).

주된 항원제공세포로 Langerhans-cell, 수지상세포(dendritic cell), 대식세포, 수지돌기접착세포(interdigitating cell)등이 있다.

특히 피부에 있는 Langerhans 세포는 다량의 MHC-제2항원분자를 가지고 있으며 림프절내의 CD4 T-cell에 항원전달을 하게 된다. 또한 흉선수질부에 많이 존재하는 수지상세포는 자기항원을 MHC-2분자에 포함하여 다량 가지고 있다. 이로인해 미성숙 T-cell이 성숙되는 과정에서 자기항원과 이물질을 구별할 수 있는 능력을 갖도록 관여하기도 한다.

수지상세포(dendritic cell) 중 Lymphoid-dendritic cell는 MHC-class Ⅱ 항원을 발현하지 않고 따라서 T-cell 활성화를 위한 항원제시세포로 작용하지 않고 B-cell과 반응한다.

표 4-6. APC 종류 및 특성

특성	APC			
	랑게르한스-cell	수지돌기접착-cell	수지상- cell	대식세포
MHC-제2항원	+	+	-	+
탐식기능	-	-	-	+
항원제공	T	T	B	T, B
분포	피부표면	림프절, 흉선	림프절, 흉선, 비장	림프절, 비장

Chapter 5

학습목표

1. 1차림프기관과 2차림프기관(말초림프기관) 정의한다.
   1) 1차림프기관 종류및 특성에 대해 설명한다.
   2) 2차림프기관 종류및 특성에 대해 설명한다.
2. 흉선의 역할에 대해 설명한다.
3. 림프절을 통한 림프구순환경로를 설명한다.

면역계 기관

CHAPTER 05

면역반응에 관여하는 다수의 기관(organs)과 조직들을 림프기관(Lymphoid organs)이라 한다. 이들 림프기관들은 형태 및 기능학적으로 볼 때 1차 림프기관(Primary lymphoid organs)과 2차 림프기관으로 구별된다.

1. 1차림프기관(Central or primary lymphoid organ)

중추림프기관은 항원자극이 없이도 독립적으로 림프구가 형성이 되어 말초림프기관으로 보내는 기능이 있으며 이때 성숙된 림프구는 면역반응을 유발할 수 있는 면역 적격성을 띠게 된다.

1) 흉선(Thymus)

흉선은 발생학적으로는 제3 및 제4 pharyngeal pouch에서 유래한다. 사춘기(13세 전후)에 30~40g 으로 최대 크기에 이르며 나이가 들어감에 따라 차차 퇴축(invalution)하여 지방조직으로 바뀌어 간다. 흉선은 피질(cortex), 수질(medulla), 섬유질 피막으로 구성되어 있으며 여러개의 소엽(lobules)으로 이루어져 있다.

피질은 피막하피질(subcortex)과 내부피질(paracortex)로 구분된다.

피질은 비교적 큰 흉선미성숙세포가 있으며 내부피질에서는 세포 크기가 작은 성숙전세포가 자리 잡고 있다. 이 세포들은 수질로 이동한 후 성숙되어 순환계를 통해 이차림프기구로 자리를 잡게 된다. 흉선으로 들어온 간세포(stem cell)들이 T 림프구로 성숙 분화시에는 상피성 세망세포(epithelial reticular cells)와의 접촉이 중요하다. 상피세포들은

Thymulin, α-thymosin, β_{4}- thymosin, thymopoietin, pentapeptide TP-5 등의 흉선 호르몬을 생산하며 이들 호르몬은 T-cell의 분화를 촉진시키고 기능을 항진시킨다.

이와 같이 성숙 분화된 림프구를 흉선의존 림프구(Thymus dependent lymphocytes, T lymphocytes 혹은 T-cell)라고 부른다.

피막하 피질에는 영양세포(nurse cell)가 있고 수질에는 지상돌기수지상세포(interdigitating dendritic cells)가 있으며 MHC-1, 2항원 분자를 가지고 있다. 또한 수질에는 상피성 서망세포가 모여서 이루어진 동심원층상의 구조로된 핫살소체(Hassals corpuscles)와 대식세포가 있다.

흉선의 기능은 감염으로부터 생체를 보호할 T-cell을 생성하고 선택하는 것이다. 이 과정에서 자가항원-MHC복합체와 반응하는 T-cell들의 95% 이상이 성숙이 이르지 못하고 죽는다(apoptosis).

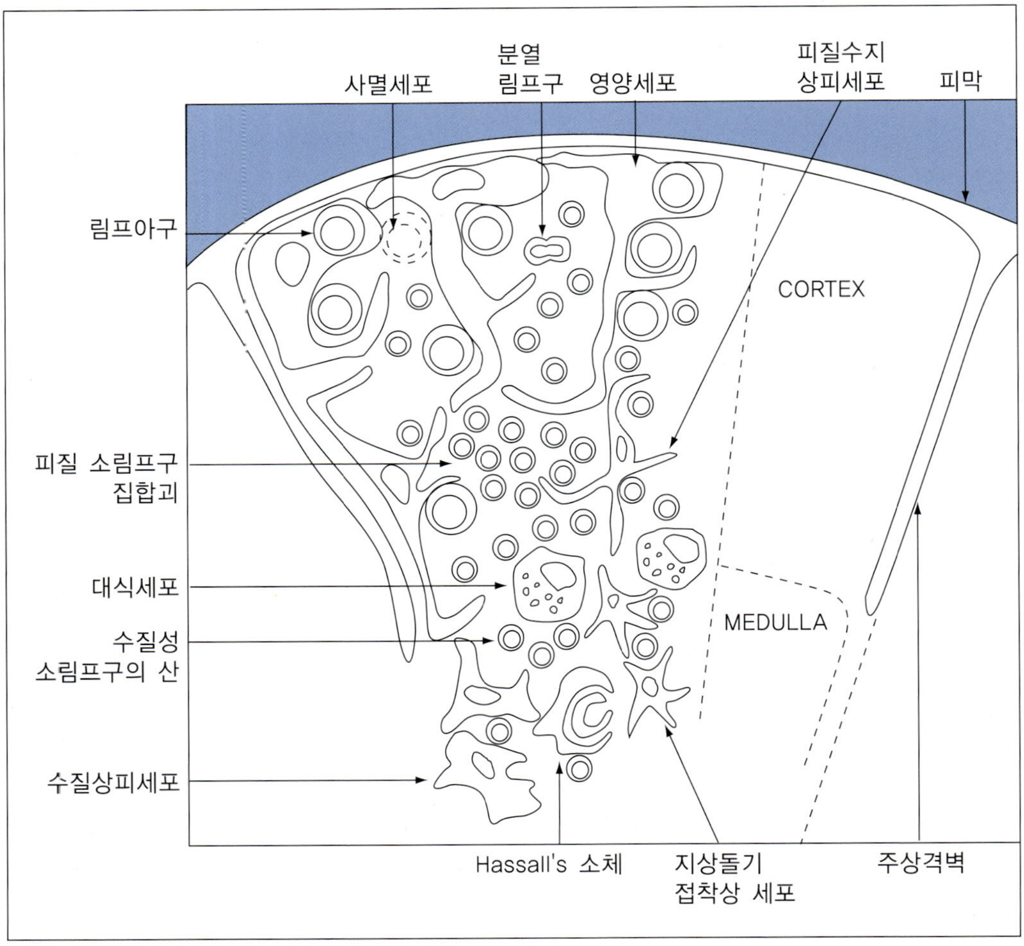

그림 5-1. ▶ 흉선소엽 세포의 특징

2) 태생기 간장과 골수(Fetal liver and bone marrow) 파브리시우스 낭(bursa of Fabricius)

B-cell의 성숙 분화에 필요한 일차림프기관은 태아기 때는 태아 간 및 골수 그리고 성장 후 기능은 골수에서 넘겨 받아 평생 지속된다.

골수내에서의 B-cell 선택과정도 흉선내에서의 T-cell선택과정 처럼 자가항원에 반응하는 수용체를 가진 B-cell들은 골수내에서 제거된다.

파브리시우스 낭(bursa of Fabricius)은 조류에만 있으며 기능은 간세포(stem cell)들을 B-cell로 성숙분화 시킨다. 이 성숙 분화된 림프구를 낭의존림프구(Bursa- dependent lymphocytes : B lymphocytes 혹은 B-cells)라고 부른다.

2. 말초면역장기(Peripheral, secondary lymphoid organ)

항원 자극하에 성숙 T, B-cell이 면역반응을 나타내는 기관으로 2차 혹은 말초면역기관이라 한다. 이차림프기구에는 림프절, 비장 및 피막이 없는 호흡기, 소화기등의 점막에 위치하고 있는 림프조직들을 포함하는 점막연관 림프조직(mucosa associated lymphoid tissue, MALT)이 있다.

1) 림프절(Lymph-node)

림프절은 림프순환계를 통과하는 항원들에 대한 면역반응이 일어나는 장소이다. 형태적으로 림프절은 피질, 부피질(paracortex) 및 수질의 세 부위로 나눈다.

피질에는 1차 림프소포에 B-cell들이 대부분 모여 있으며 항원전달세포인 수지상세포(dendritic cell) 및 대식세포가 있다. 항원자극을 받으면 배중심(germinal center)을 가지는 2차 림프소포가 나타난다. 특히 이 피질부를 B-cell 영역(B-cell area)이라 한다.

부피질에는 주로 T-cell이 있으며 항원전달세포로 지상돌기수지상세포(interdigitating cell)도 있다. 이 부위를 T-cell 영역(T cell area)이라 하고 흉선제거시 부피질부의 림프구수가 감소하므로 흉선의존영역이라고도 한다.

수질은 수삭(medullary cords)과 수질동(medullary sinus)으로 되어 있으며 대식세포, B-cell, T-cell 및 형질세포들이 위치하며 그중에서 형질세포가 가장 많다.

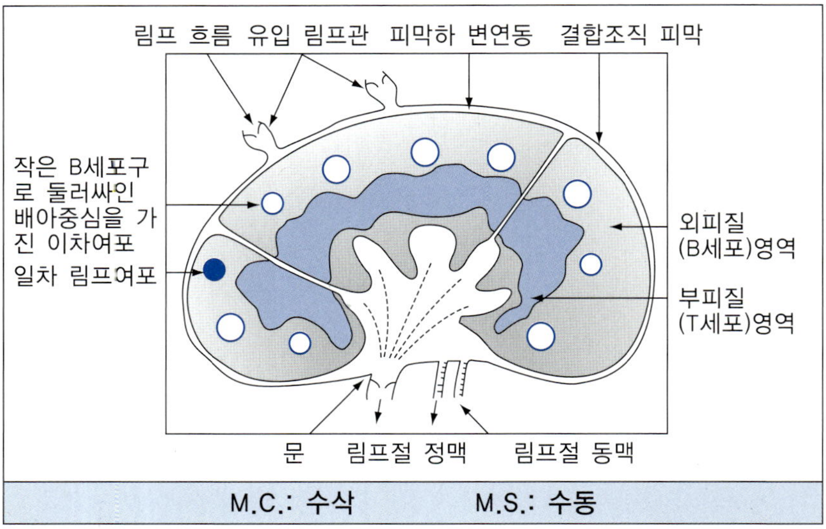

그림 5-2. ▶ 림프절의 구조

[림프절을 통한 림프구의 순환]

① 림프구가 들어가는길

제1경로 : 후모세관소정맥(postcapillary venules)을 통해서 혈류림프구가 림프절로 들어감

제2경로 : 수입림프관(afferent vessels)을 통해 림프절로 들어감

림프구분포 : T-cell은 TDA(T-cell의존영역), B-cell은 피질부에 위치

② 림프구가 나가는길

피질부위의 림프구가 수질부를 통해 수출림프관(efferent vessels)으로 나간다. MC(Medullary cords : 수삭) 부위의 대식세포, 림프구(B-cell, T-cell) 와 접촉이 일어난다. 특히 B-cell들은 형질세포로 분화하게 된다.

2) 비장(Spleen)

비장은 혈류항원에 대한 면역반응이 일어나는 이차면역기관으로 전신성감염방어에 중요한 역할을 한다.

비장의 구조는 크게 백색수질(White pulp)과 적색수질(red pulp)로 나눈다. 적색수질은 비장의 대부분을 차지하며 대량의 적혈구를 포함하기 때문에 붉게 보인다. 또한 세망

내피라고 부르는 동내피세포(洞內皮細胞)에 의해 윤곽이 만들어진 복잡하게 굴곡된 터널모양(splenic sinus)으로 되어 있다.

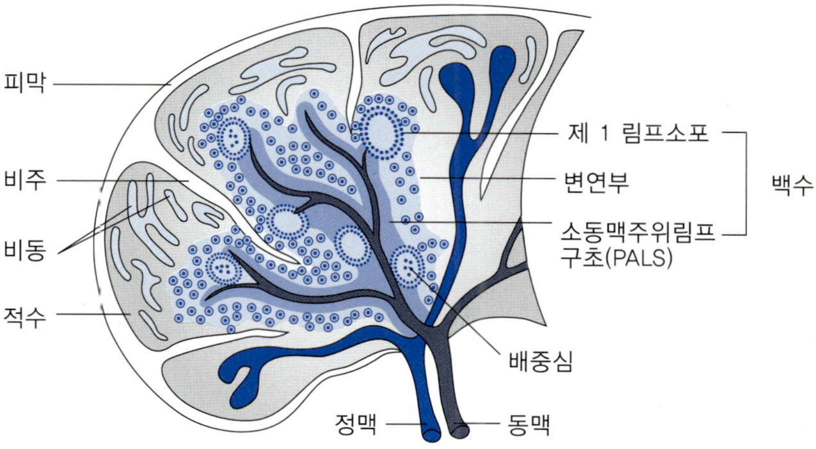

그림 5-3. ▶ 비장의 구조

또한 대식세포와 소수의 림프구가 분포하며 이곳에서 노화되고 결함이 있는 적혈구가 파괴되고 제거된다.

백색수질은 림프소포 및 림프조직으로 구성되어 있고 면역반응이 일어나는 부위로 배중심(Germinal center)을 포함한 림프여포(follicle)와 소동맥주위림프구초(periarterial lymphatic sheath, PALS)로 되어있다.

비장에는 림프관이 없고 비장 동맥의 혈류를 통하여 항원과, 림프구가 들어온다. 소동맥 주위의 T 림프구(T-cell)들이 모여 둘러싸고 있는 부위를 소동맥주위림프구초(PALS; periarterial lymphoid sheath)라 한다. PALS주위에는 B-cell들이 모여 있으며 항원자극에 의하여 중앙에 배중심이 형성되는 제2림프소포가 나타난다. PALS의 주위에 위치해있는 변연부는 림프구(T, B-cell)와 대식세포 및 항원전달세포인 수지상세포들이 분포하고 있다. 백색수질은 변두리영역(marginal zone)에 의하여 적색수질과 분리된다.

3) 점막연관 림프조직(Mucosal-associated lymphoid tissue, MALT)

소화기, 호흡기 및 비뇨생식기 점막하 부위의 면역방어에 관여하는 림프조직으로 피막이 없으며 독립적으로 상호연결된 분비계를 형성하는 점막연관림프조직(mucosal associated lymphoid tissue)이 있다.

소화기점막림프조직(gut-associated lymphoid tissue, GALT)의 종류로 편도(설편도,

구개편도, 인두편도), peyer' s patch, 충수가 있다.

이들 중 Peyer' s patch(파이어판)은 장점막하에 림프구들이 모여 있는 조직으로 B-cell로 구성된 소포가 있고 이 주위를 T-cell과 대식세포들이 둘러싸고 있다. 또한 미세주름(microfold cells)을 가진 M세포가 관찰되며 이세포는 소화관내의 항원을 포식하여 림프구에 자극을 전달하며, 림프구 특히 B-cell을 활성화할 수 있다. 활성화된 B-cell은 형질세포로 분화되고 림프여포를 떠나 분비형 IgA를 내강속으로 방출시켜 항원과 상호작용케 한다.

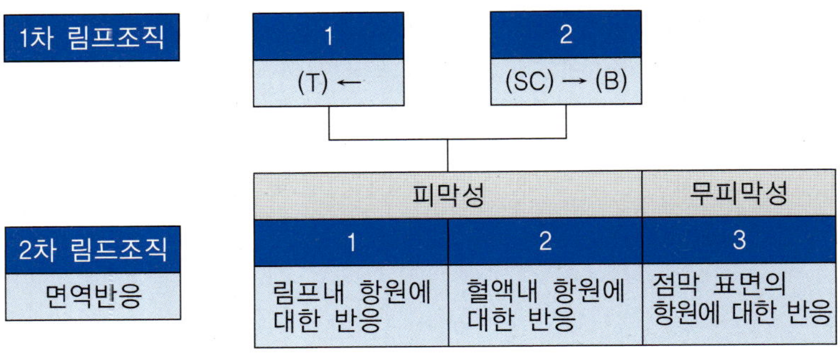

그림 5-4. ▶ 조직화된 림프조직

Chapter 6

학습목표

1. H,L-chain 유전자 구성및 조립과정에 대해 이해한다.
2. 항체의 클라스전환에 대해 설명한다.
3. 항체합성과정을 설명한다.
4. 항체다양성에 대해 이해한다.

면역글로불린 유전자 발현

CHAPTER 06

항체의 유전자는 상이한 3개의 염색체군으로 이루어져 있다. 한개의 중쇄(H-chain) 유전자계와 두개의 경쇄(Lκ -chain, Lλ -chain) 유전자계로 구성되어 있으며 서로 다른 체염색체상에 각각 독립적으로 존재한다.

표 6-1. H, L-chain을 지배하는 유전자의 염색체내 위치

면역글불린 chain	염색체 위치
H -chain	14번
Lκ -chain	2번
Lλ -chain	22번

1. 면역글로불린 유전자 구조 및 재배합

1) L-chain 유전자 구조 및 재배합

L-chain 유전자군은 V유전자군(VL), J(Joining)유전자군(JL), C유전자군(CL)으로 분류된다. 이들 중 V유전자군(VL)과 J유전자군(JL)은 L-chain의 가변부위 단백을 만들며 C유전자군(CL)은 불변부위단백을 만드는데 관여한다.

L-chain에서, VL 유전자 분절(군) 앞에는 선도핵산서열(L-핵산서열 : Leader sequence)이 있다. L-핵산서열은 항체가 생성된 후 내형질세망(endoplasmic reticulum) 막을 통과시 필요한 단백(hydrophobic sequence)을 만드는 유전자로써의 기능을 가진다. 또한 V, J 및 C 유전자 각 분절 사이에는 게재배열유전자(intron)가 있다.

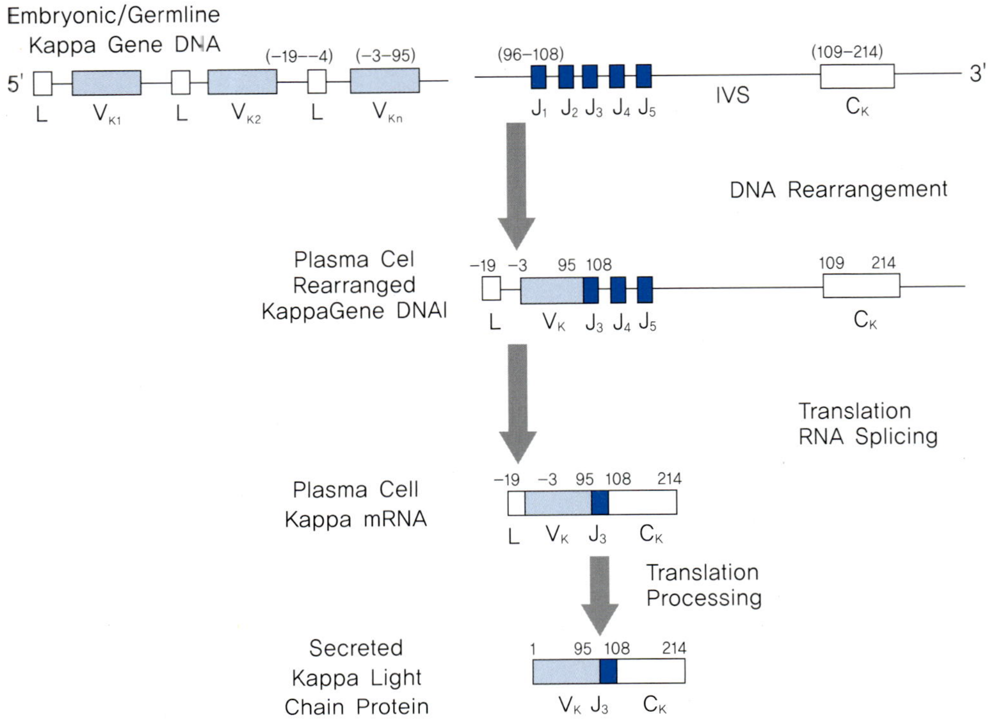

그림 6-1. ▶ Lκ -chain gene의 구성 및 재배합과정

Lκ, Lλ -chain에서 각각의 유전자 분절수를 보면, Lκ -chain의 Vκ 유전자군(200~300개), Jκ 유전자군(5개), Cκ 유전자군(1개)로 구성되어 있으며 Lλ-chain은 Vλ 유전자군(2개), Jλ 유전자군(4개), Cλ 유전자군(6개)으로 구성되어 있다.

분화가 진행된 성숙 B-cell 단계에서 L-chain의 V유전자군 중 하나와 J유전자군 중의 한 개와 결합하여 유전자 재구성(rearrangement)이 일어난다. 이와 같이 결합하는 현상을 V-J 재배합(recombination)이라 하며 무작위로 이루어진다. 이때 재배합을 이루는 특정 V유전자분절과 J유전자분절 사이의 DNA부위는 제거(deletion) 된다.

이어서 DNA상의 재배열된 정보는 splicing이 되어(이때 C가 V-J재배합에 결합) mRNA상에 전사된다. mRNA는 Ribosome에서 번역(translation)되어 L -chain을 만들어 형질세포에 나타난다.

2) H-chain 유전자 구조 및 재배합

항체 H-chain합성에 관여하는 유전자군은 가변부위 합성에 관여하는 V_H, D(diversity), 및 JH 유전자군과 불변부위 합성에 관여하는 C_H 유전자군으로 구성되어 있다. H-chain

의 유전자분절수는 각각, V_H 유전자군(200~300개), D 유전자군은(약 20개), J_H 유전자군(6개)으로 구성되어 있다. 또한 각 유전자 분절 사이에는 intron이 위치하고 각각의 VH 유전자 분절 앞 부위에는 L-핵산 서열단백이 있다. C_H 유전자계(사람)는 10개의 유전자 분절 5'-Cμ -Cδ -Cγ 3-Cγ 1-Cε 2-Cα 1-Cγ 2-Cγ 4-Cε 1-Cα 2-3'로 구성되어 있다.

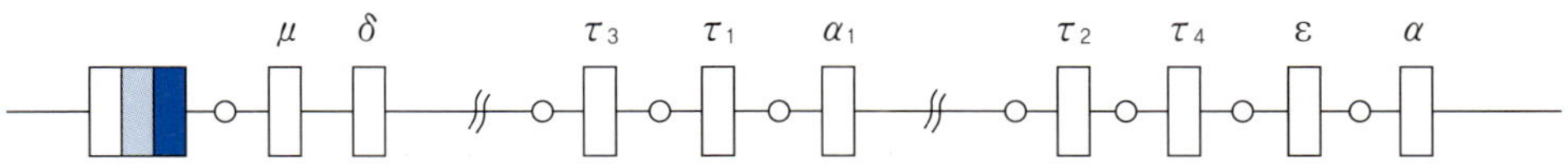

그림 6-2. ▶ 면역글불린 H-chain class를 결정하는 유전자배열

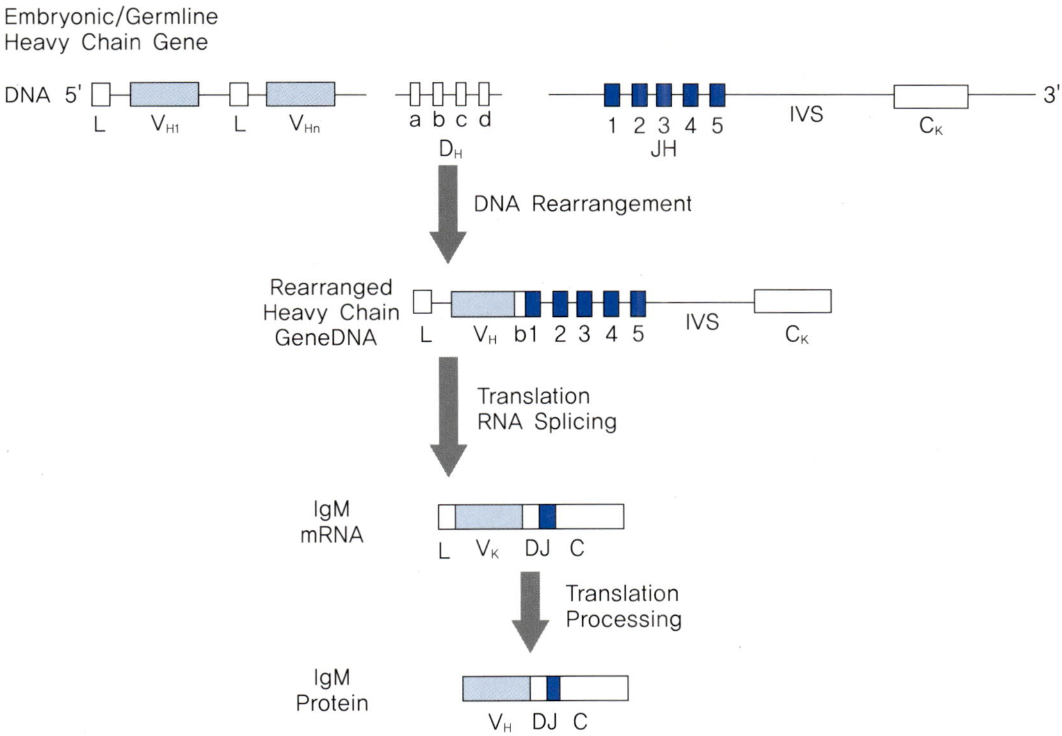

그림 6-3. ▶ IgM-H(μ) chain gene의 구성 및 재배합과정

H-chain 가변부유전자 재배합에서는, D 유전자 분절과 J_H 유전자 분절 사이에서의 재배합이 먼저 일어나고 그 다음에 V_H 유전자 분절이 재배합된 V_H-D-J_H 재배합이 이루어지며 이때 V_H, D, J_H 유전자 분절간에 무작위로 재배합이 일어나며 각 분절 사이의 DNA부위는 제거(deletion) 된다.

B-cell에서 V_H, D, J_H 유전자가 재조합되어 배열된 후 H-chain 불변부의 $C\mu$, $C\delta$ 와 동시에 반응하여 RNA로 전사된다. (RNA splicing이 나타남)

이때 $C\mu$, $C\delta$ 유전자에 각각 분비형(secreted form), 막형(membrane form)을 지배하는 유전자가 결합되어 m-RNA를 형성한다 이러한 이유로 μ, δ -chain은 secreted form(μs, δs)과 membrane form(μ m, δ m)으로 구별된다.

여기에서 다시 C_H 유전자 재배열이 시작되어 VDJ-$C\alpha$, VDJ-$C\gamma$ 1....등이 생겨 각기 특이한 면역글로불린 class를 생성한다(class switching mechanism)

class switch 현상은 재배합된 동일한 가변부위 유전자가 다른 불변부위 유전자와 결합을 하여 서로 다른 class 의 항체를 합성해내는 현상이다. 다시 말해서 동일한 L-chain과 VH부를 가지지만 CH부를 달리하는 항체를 시차를 가지고 산생한다는 것이다.

재배합된 V_H-D-J_H 유전자와 불변부위 유전자의 교체결합 재배합을 S-S 재배합이라고 하며 이는 CH유전자 부위의 S부위(switch region)에 의해 가능하다.

class switch 현상에 이어서 DNA상의 재배열된 정보는 splicing이 되어(이때 C가 V-D-J 재배합에 결합) mRNA상에 전사된다. mRNA는 Ribosome에서 번역(translation)되어 H-chain을 만들어 형질세포에 나타난다.

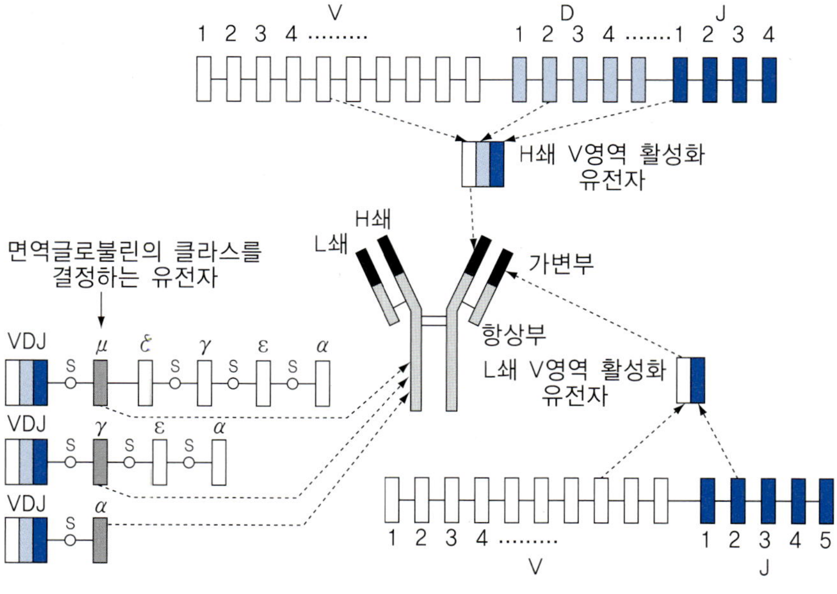

그림 6-4. ▶ 면역글로불린유전자재배열과 가변부형성 및 class결정

항체의 H, L-chain mRNA는 Ribosome상의 RER(조면소포체)에서 번역되어 합성되며 각각 리더-서열단백에 의해 RER내부로 이동된다.

RER내부에서 H, L-chain 조합(S-S결합, 당 결합)이 일어나고 이어서 골지체(Golgi apparatus)를 통해 분비소포(secretory vesicles)로 이동하여 형질세포막에 융합되어 분비되거나 막상에 나타나게 된다.

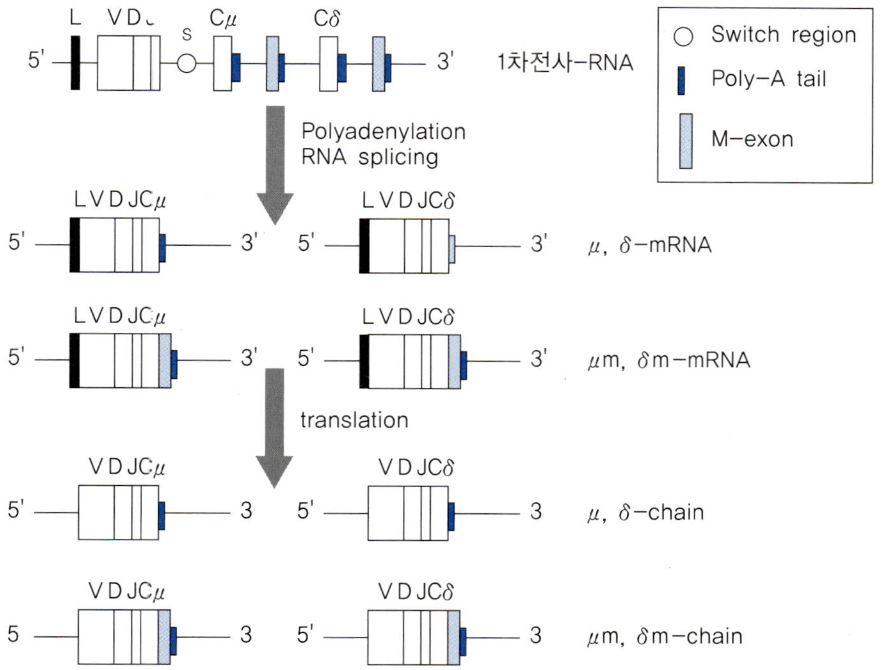

그림 6-5. ▶ RNA 교대결합에 의한 막상 및 분비형 IgM, IgD-H chain 발현

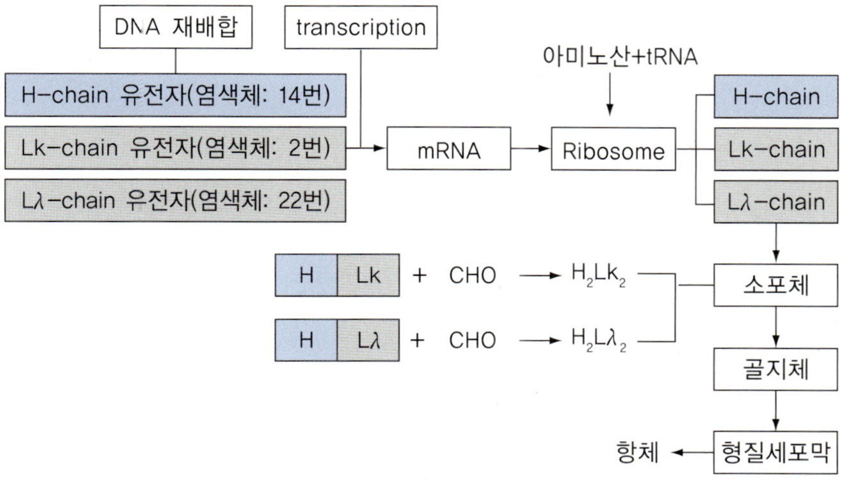

그림 6-6. ▶ 항체 단백합성(기본경로)

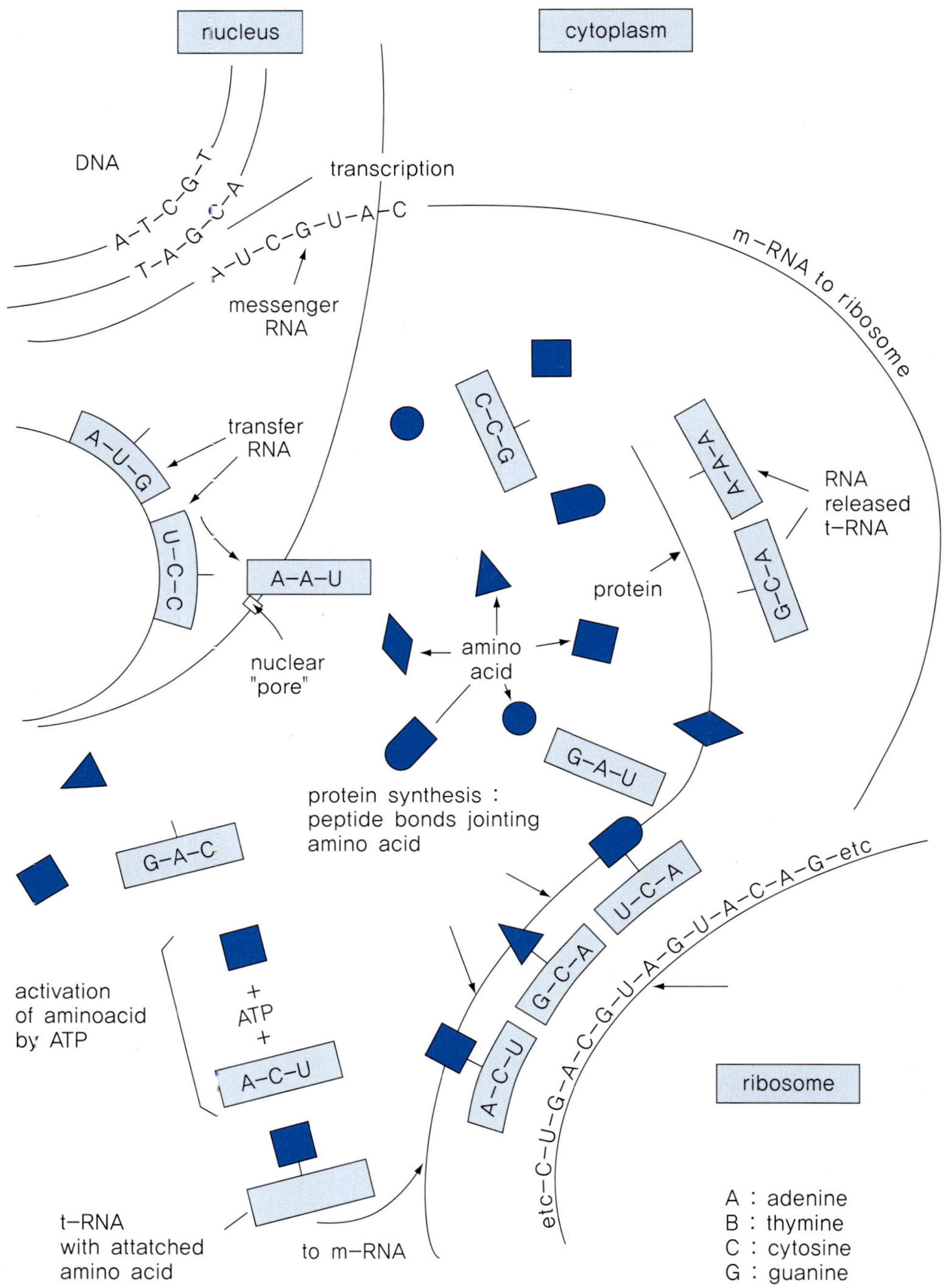

그림 6-7. ▶ 단백합성(기본경로)

2. 항체생성이론 및 항체의 다양성

1) 항체생성이론

Paul Ehrlich(1900년)가 주장한 측쇄설(Side chain theory)은 세포표면에 각각의 독소와 상보적으로 결합하는 구조를 지닌 특이한 측쇄(receptor)가 있으며 독소는 측쇄와 결합한다. 이어서 세포 자극을 받은 측쇄가 이탈하여 혈액속을 순환하며 항독소가 되어 독소와 결합하여 이것을 중화한다는 이론이다. 즉 세포표면의 측쇄는 항원결합 receptor 및 항원 자극에 의해 유도 되며 독소중화기능을 가지는 오늘날의 항체 역할의 견해와 통하는 것이다.

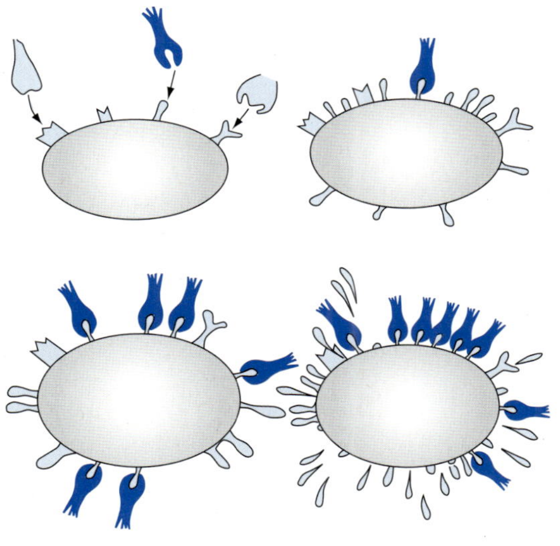

그림 6-8. ▶ Ehrlich의 측쇄설(side-chain theory)

지령설(1930년대 : Instructive theory)은 항원의 자극에 의해 그 항원에 특이한 항체가 생성된다는 설(說)로서, 1930년대 후반 Pauling에 의해 더욱 발전되어 항체분자의 globulin이 항원을 주형(template)으로 하여 그 항원에 특이한 입체구조를 만들어 특이항체가 된다고 했다. 이들 학설은 항원결정기가 면역글로불린분자의 주형이 된다는 데서 주형설(template theory) 혹은 지령설(instructive theory)이라고 부른다. 이 이론은 항원 자신이 직접주형이 되는 직접주형설과 항원은 mRNA에 영향을 미쳐 여기에 따라 면역글로불린 분자가 만들어져 특이 항체를 만든다는 간접주형설이 있다.

Burnet는 1957년 클론선택설(clonal selection theory)을 제창했다. 이 설(說)에 의하면, 첫째, 각각의 림프구는 고유한 특이성을 가진 한가지형태의 수용체를 가진다. 둘째,

항원과 높은 친화력으로 결합할 수 있는 림프구수용체간에 상호작용이 일어나면 림프구가 활성화된다. 셋째, 활성화되어 유도분화된 림프구(항체산생세포)에는 모세포의 것과 동일한 특이성을 가진 수용체가 있다. 넷째, 자기항원에 특이한 수용체를 가진 림프구는 분화초기단계에서 모두 고갈되며 성숙된 림프구집단에는 존재하지 않는다.

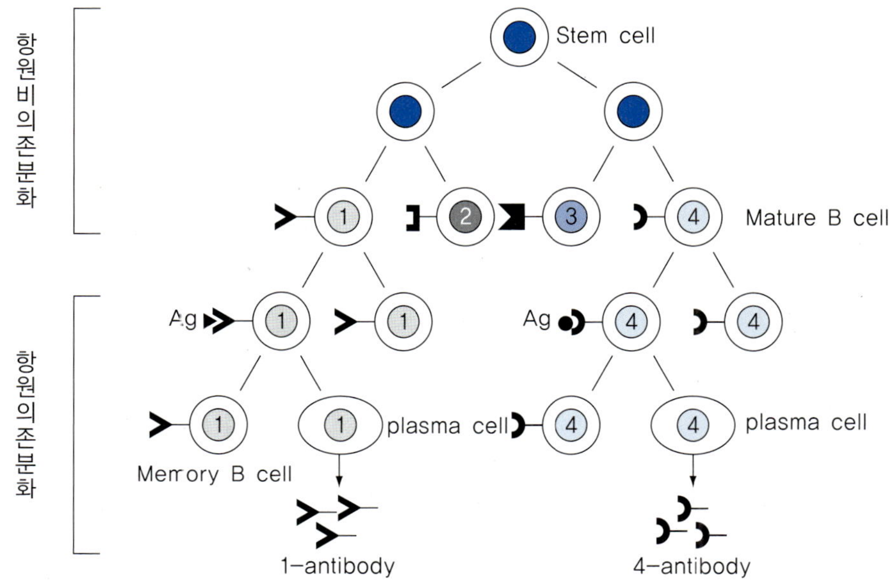

그림 6-9. ▶ 클론선택설(clonal selection theory)

2) 항체다양성의 기전

항체는 혈청단백의 일종으로 그 구조가 다양하며 10^6~10^8개 이상의 서로 다른 가변부의(Variable region : V영역)를 가지고 있다. 즉 다양한 항체는 면역글로불린 가변부의 아미노산배열의 다양성에 의해 생겨나는 것이므로 항체생성세포는 각기 다른 유전자를 갖지 않으면 안된다. 이러한 항체 다양성에 대한 유전적 기전은 다음과 같다.

(1) 생식세포이론(germ line theory)

항체의 특이성을 지배하는 V유전자가 진화과정을 통하여 다양성을 축적하여 배선상(germ line)에 별도로 존재한다는 이론이며 특정항원과 접촉하면 그 항원에 대응하는 항체를 산생하는 유전자 부분만이 선택되어 표현된다는 이론이다.

(2) 체세포 돌연변이설(Somatic mutation theory : Burnet)

개체발생 중의 림프구의 간세포(stem cell)에는 비교적 소수의 면역글로불린 가변부(V)가 유전되어 있는데 각 개체의 발생과정에서 돌연변이를 일으켜 면역글로불린 변이성 부위의 다양성을 가져온다는 이론이다.

(3) 다중 배선유전자 단편(germ line V 유전자)

배세포때의 다양한 수의 배선(germ line) V, D, J유전자가 항체의 다양성에 중요한 역할을 한다.

표 6-2. 면역글로불린 유전자계의 항체다양성

유전자계	V	D	J	VDJ/VJ조합	H, L-chain 조합
H-chain	200~300 이상 VH	20D	6 JH	200×20×6 = 24,000	$24{,}000 \times 1{,}500 = 3.6 \times 10^7$ $24{,}000 \times 8 = 1.92 \times 10^5$
L-chain					
Lκ	300 Vκ	-	5Jκ	300×5 = 1,500	total ;
Lλ	2 Vλ	-	4Jλ	2×4 = 8	$3.6 \times 10^7 + 1.92 \times 10^5$

(4) V-D-J 및 V-J의 조합

H-chain유전자계의 V_H-D-J_H 재배합, Lκ 유전자계와 Lλ 유전자계의 Vκ -Jκ, Vλ -Jλ 재배에서의 무작위재배합에의한 다양성이 발생한다.

(5) 중쇄와 경쇄의 조합

H-chain과, Lκ -chain, Lλ -chain결합에 따른 다양성이 발생한다.

(6) 접합부위 유연성(다양성)

V-J 및 V-D, D-J영역사이 연결시키는 재조합 현상 중에 발생하는 부정확성으로 인하여 V-J, V-D-J연결에 발생하는 다양성으로 초가변영역(CDR3)에서 주로 일어난다.

(7) N-부위 뉴클레오티드 첨가(N-nucleotide addition)

H-chain의 V-D-J사이 연결에서 Tdt(termial deoxynucleotidyl transferase)효소에 의해 암호화되어있지 않은 뉴클레오티드(nucleotide) 삽입현상이 나타날 수 있다. 따라서 H-chain 가변부위는 V-N-D-N-J단위로 되며 이러한 N-nucleotide삽입현상에 의해 초가변부(CDR3)의 다양성이 증가한다.

Chapter 7

학습목표

1. 보체 개념을 이해한다.
2. 보체활성화 경로의 고전경로에 대해 설명한다.
3. 보체활성화 경로의 부경로에 대해 설명한다.
4. 보체활성화 경로의 렉틴경로에 대해 설명한다.
5. 보체 활성화에 의한 생물학적 활성산물 및 기능에 대해 설명한다.
6. 보체활성조절 및 억제인자종류에 대해 설명한다.
7. 보체수준평가 및 분석을 설명한다.

보체

CHAPTER 07

보체 발견의 연구는 1884년 Pfeiffer의 콜레라균 용해현상(Pfeiffer pheno menon)이 처음 관찰된 이후 1895년 Bordet(Belgium)에 의해 이 용균현상이 혈청 중에 존재하는 두 개의 인자에 의한다는 것을 증명 하였다. 하나는 내열성으로 면역혈청 중에만 존재하는 물질이고 다른 하나는 이열성으로 56℃에서 30분간의 가열로 파괴되고 면역혈청 중이나 면역하지 않은 혈청 중에도 존재하는 물질이 있다는 것이다. Bordet는 1898년 같은 현상으로 이종동물의 적혈구를 이용한 용혈현상의 관찰에서 이열성인자를 alexin 이라고 명명하였다. 그 후 1899년 Ehrlich(Germany)에 의하여 정상 혈청성분의 하나로서 면역된 혈청 중의 항체와 협동작용으로 균체가 항원이었다면 용균을, 이종적혈구가 항원이었다면 용혈을 야기 시키는 혈청 중의 alexin물질을 보체(Complement)라고 명명하였다.

보체성분은 25가지 이상의 상이한 단백질로 구성되어 있으며 이 단백질들은 다양한 인자들에 의해 활성화되어 연쇄반응을 통해 표적세포를 용해시킨다. 보체계를 이루는 단백은 주로 간세포, 대식세포, 위장관 상피세포 등에서 생성 된다.

1. 보체계 단백

또한 혈청 중 보체량은 면역조작에 의해서는 직접적인 영향을 받지 않고 비교적 일정량을 유지한다. 보체는 "Complement"의 첫 번째 알파벳 "C"로 표시하며 발견된 순서에 따라 C_1 부터 C_9으로 명명한다. C_1은 세 개의 분자로 이루어진 보체 성분으로 C1q, C_1r, C_1s로 부른다.

보체 성분의 활성화되는 과정에서 분해되는 성분들은 "a", "b" 로 표기한다. 예로서 C_3가 분해되면 C_3a 그리고 C_3b로 표기한다. C_3a 는 채액중에 유리되어 특정수용체에 결합되어 국소염증반응을 유도할 수 있다. 또한 C_3b는 활성화부위 표적세포에 결합한다. 더 이상 분해되지 않고 기능을 잃어버린 C_3b를 C_3bi로 표기한다.

보체 활성화의 의미는 다음 단계의 보체 성분을 분해시킬 수 있는 단백 분해효소 기능을 가지게 되었다는 것이며 이러한 활성화된 보체 성분을 표기할 때는 보체 성분을 표시하는 숫자나 문자기호 윗부분에 줄을 그어 표기한다.

표 7-1. 보체계의 주요단백성분 특성

보체성분	혈청중 함량 ($\mu g/ml$)	분자량 ($\times 10^3$) dalton	Polypeptide-chain	활성화 Fragment (분자량$\times 10^3$)	보체활성경로
C_1					CP(Classical pathway)
C_1q	180	462	18		
C_1r	100	92	1		
C_1s	110	86	1		
C_4	640	206	3	C4a(12) C4b(200) C4c(150) C4d(30)	CP, MBL(Lectin pathway)
C_2	25	117	1	C2a(73) C2b(34)	CP, MBL
C_3	1, 200	185	2	C3a(11) C3b(170) C3c(130) C3d(40)	CP, MBL, AP (alternative pathway)
C_5	80	180	2	C5a(11)	TP(Terminal pathway)
				C5b(170)	
C_6	75	120	1		TP
C_7	55	110	1		TP
C_8	80	163	3		TP
C_9	50	71	1		TP
Factor D	2	25	1		AP
Factor B	200	93	1		AP
P(Properdin)	25	220			AP

표 7-1. 보체계의 주요단백성분 특성

보체성분	혈청중 함량 (μg/ml)	분자량 (×10³) dalton	Polypeptide-chain	활성화 Fragment (분자량×10³)	보체활성경로
Factor H	500	150	1		AP control
Factor I	35	88	1		control
C1-INH	25	110	1		CP control
C4bBP	250	550	7		CP control
S-protein	500	83	1		TP control

표 7-2. 보체 활성경로에 따른 보체계 구성단백

고전경로	렉틴경로	부경로	용해경로
Activation protein: C_1qrs, C_2, C_3, C_4	Mannan binding Lectin(MBL) Mannan-associated serine protease (MASP1, MASP2)	C_3, Factor B &D, Properdin	C_5, C_6, C_7, C_8, C_9
Control protein : C_1INH, C4-BP, Factor I&H, DAF, CR1 etc			protein S

2. 보체활성화 경로

보체계가 활성화되는 경로에는 고전적 경로(classical pathway; CP), 부경로(alternative pathway; AP), 렉틴경로(Lectin pathway)의 3가지 경로를 통해 발생된다.

1) 고전 경로(Classical pathway ; CP)

고전경로가 활성화되기 위하여는 항원-항체 복합체가 필요한데 항체로서 IgM과 IgG가 필요하다. IgG는 4개의 subclass중 IgG_1과 IgG_3는 보체활성이 강하고 IgG_2는 중간 정도이며 IgG_4는 극히 약하여 거의 없을 정도이다.

보체의 9개 성분은 C_1, C_4, C_2, C_3, C_5, C_6, C_7, C_8, C_9의 순서로 활성화되는데 활성화 과정에서는 역할에 따라 3단계로 나눌 수 있다. 즉 인식 단계(recognition unit)에서는 C_1의 성분인 C_1q, C_1r, C_1s가 활성화단계(activation unit)에서는 C_4, C_2, C_3의 작용이 공격단계(attacking unit)에서는 C_5, C_6, C_7, C_8, C_9까지의 작용이다.

(1) C1 활성화

세포표면에 항체가 반응하면 항체의 Fc부분은 입체구조의 변화를 일으키는데 이 변화가 일어난 부분 즉 IgG에서는 C_H2 영역, IgM에서는 C_H4 영역에 C_1q분자가 결합한다. IgM 분자는 1분자가 C1q를 활성화시킬 수 있으나 IgG에서는 인접한 장소에 두 분자가 있어야 C_1q의 활성화가 일어난다.

보체의 활성화 과정은 먼저 세포막 항원에 두 개의 IgG 항체분자가 근접한 위치에 결합하고 이어서 C_1q의 말단부위가 항원과 결합한 항체의 Fc 부분에 결합하며, 또 C_1r가 활성화되고 이것이 반응 동기가 되어 C_1s를 활성화한다. C_1의 활성화에는 Ca^{2+}이 필요하다. 활성화된 C_1s는 다음 성분인 C4를 C_4a와 C_4b로 분해한다.

(2) C_4–C_2 활성화(C_3 전환효소생성)

활성화된 C_1s는 C_4를 C_4a와 C_4b로 분해한다. C_4b는 항원 보유입자 또는 세포막에 결합한다. 반면에 C_4a는 반응부위에서 생물학적 활성을 띤다.

활성화된 C_2는 Mg^{2+}의 존재하에 제일 먼저 C_4b에 결합하고 C_1s에 의해 C_2a와 C_2b로 갈라지며 C_2a만이 C_4b와 결합된 상태로 남게 되지만 반감기가 짧아서 단시간 내에 소멸되어 버린다. C_4b와 C_2a의 복합체는 하나의 효소(C_3 convertase)로 작용한다.

(3) C_3 활성화(C_5 전환효소생성)

C_3전환효소(C_4b2a)는 Mg^{2+} 존재 하에 C_3 성분을 C_3a와 C_3b로 분해한다.

C_3b는 C_2a와 C_4b 복합체의 가까운 세포표면에 부착하여 복합체를 만들고 C_3a는 방출된다. C_4b2a3b의 복합체는 C5와 결합하여 C_5를 C_5a와 C_5b로 분해하여 활성화한다. 그리고 C_5b는 다시 세포막위에 결합하며 C_5a는 방출된다.

C_5 전환효소가 생성되면 고전경로는 종결되며 이어서 용해경로가 작용한다.

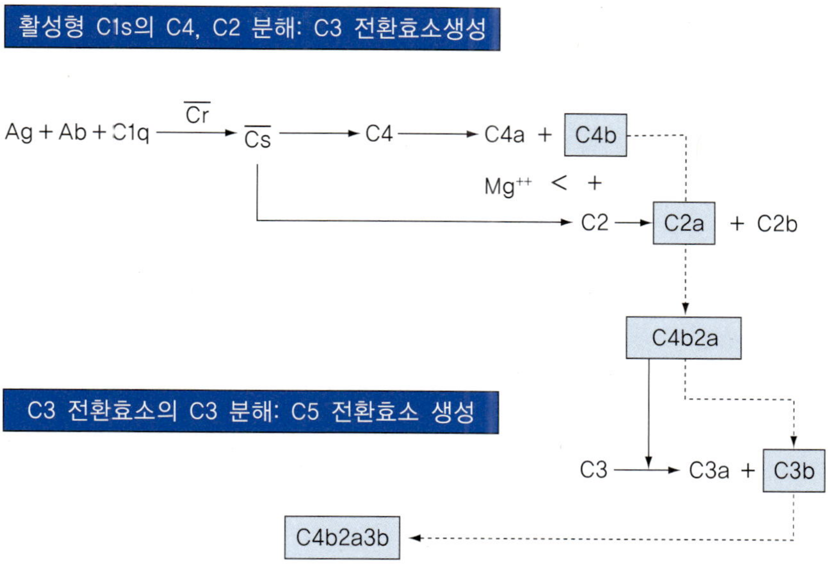

그림 7-1. ▶ 보체의 고전경로에 의한 C_3 활성화

2) 대체경로(Alternative pathway, AP)

대체경로는 항원-항체복합체가 관여 하지 않고 보체활성화 되는 경로이며 C_3활성화로 시작되며 factor B, factor D, properdin, 단백과 Mg^{++} 등이 필요하다. 대부분의 대체경로를 통한 보체활성화는 숙주세포에 대한 이종물질인 세포표면 성분들에 의해 유발된다(표 7-3).

표 7-3. 보체활성의 대체경로 유도물질

미생물입자와 기생충	기타
그람음성균의 LPS 그람양성균 세포벽의 Teichoic acid Zymosan(효모세포벽) 바이러스감염세포 및 일부 바이러스 일부 종양세포 기생충(트리파노조마)	면역글로불린복합체 (IgG, IgA, IgE) 코브라독(Cobra venom) 이종혈구(토끼, 생쥐, 닭) 등

(1) C_3의 자발적 활성에 따른 C_3전환효소 생성

혈청중의 C_3는 자발적으로 분해되어 C_3b유사분자인 C_3i 가 생성된다. 이어서 factor B와 결합된 C_3iB는 factor D에 의해 분해되어 C_3iBb를 생성한다.

이물의 침입이 없는 상태에서도 C_3iBb의 미량은 존재하며 C_3iBb의 형성은 zymosan 등의 대체경로 유도물질의 존재하에 증가된다. 생성된 C_3iBb는 C_3를 C_3a, C3b로 분해하며 분해된 C_3b는 이물의 표면상에 부착되어 factor B와 결합한다. C_3bB 복합체는 다시 factor D에 의해 분해되어 C_3bBb(C_3전환효소)를 생성한다. 세포막에 결합한 C_3bBb는 properdin(P)단백의 결합에 의해 더욱 안정화된 복합체(PC3bBb)를 형성한다.

(2) C_5전환효소의 생성

안정화된 C_3전환효소는 가수분해 되지 않은 C_3를 활성화하여 더욱 많은 C_3b를 생성케 하여 C_3bBbC_3b (C$_3$b)2Bb]복합체를 만들며 C_5를 C_5a, C_5b로 분해시킨다. C_5b는 세포막 공격경로를 일으켜 세포용해를 유도한다.

3) 렉틴경로(Lectin pathway)

렉틴경로는 특정항체와의 결합 없이 C_4활성화를 통해 일어난다. 이 경로에는 MBL(mannan binding lectin), MASP-1, 2((mannan binding lectin associated serine protease-1, 2)단백이 관여한다. MASP-1, 2는 C_1r, C_1s와 유사성를 가진다.

렉틴경로 활성화는 미생물표면상(당단백, 기타 탄수화물중의 만노오즈잔기)에 MBL이 결합함으로써 시작 된다. 이때 MBL은 C_1q의 역할과 유사하다.

MBL이 미생물표면상에 결합하고 나면 MASP-1, 2가 MBL에 결합하게 된다. 이와 같이 형성된 복합체는 C_4 및 C_2를 분해하고 활성화시킨다.

렉틴경로는 일부 병원체가 침입하여 항체와 반응하기전 비특이 방어작용의 수단으로 작용한다.

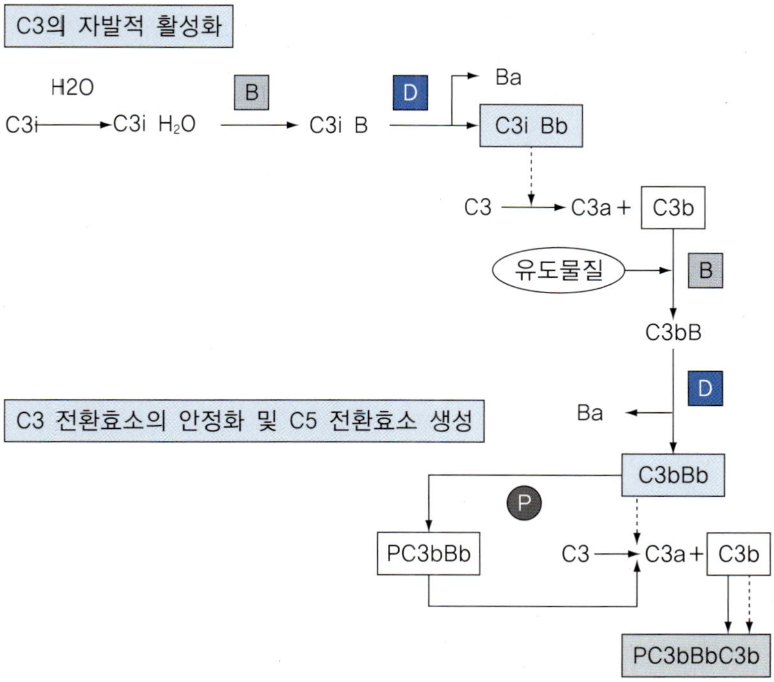

그림 7-2. ▶ 보체활성 대체경로의 C_3의 활성화

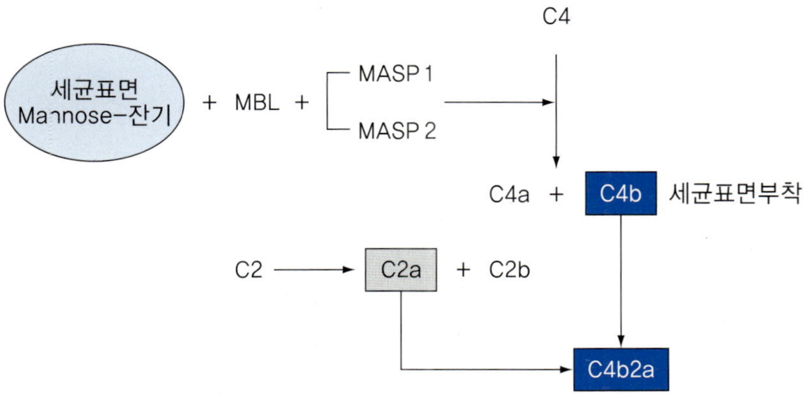

그림 7-3. ▶ 보체 활성의 렉틴경로

4) 용해경로(Lytic pathway) (그림 7-4)

보체활성경로 3가지 모두 세포막공격복합체형성 단계(용해경로)를 공유한다. 보체경로의 최종단계는 C_5b, C_6, C_7, C_8, C_9의 상호작용에 의해 막공격복합체(MAC)가 형성되어 표적세포막의 용해를 가져온다.

용해경로를 보면, 고전, 대체, 렉틴경로에 의해 생성된 C_5전환효소는 C_5를 C_5a, C_5b로 분해한다. C_5b는 C_6, C_7과 결합하여 C_5b67 복합체를 형성하고 연속적으로 C_8이 이 복합체에 결합하고 이어서 C_9분자들이 삽입된다.

이러한 복합체는 구멍을 형성하여 세포막에 용해를 초래한다.

C5b6789복합체에 의한 표적세포의 용해는 세포원형질막사이의 삼투압용해(osmotic lysis)현상에 의한 것으로 생각된다.

C5b67복합체는 세포막에 무차별적으로 결합되어 세포막용해를 유발할 수 있으나 Protein-S(vitronectin) 조절단백에 의해 억제된다.

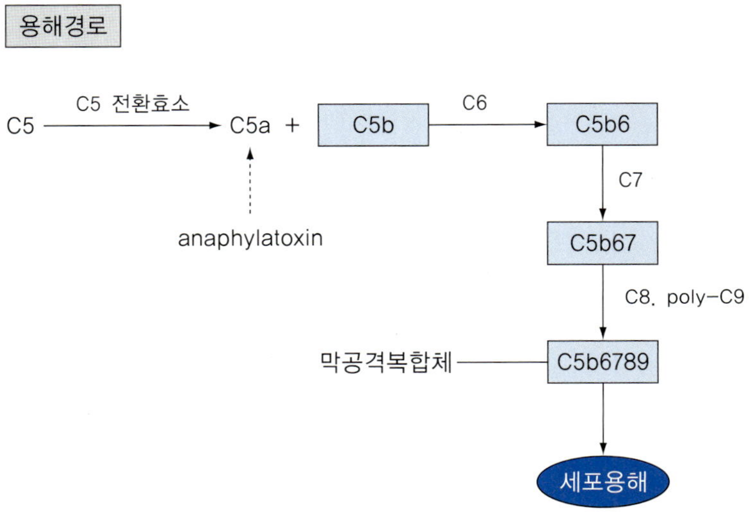

그림 7-4. ▶ 보체활성의 용해경로

3. 보체활성화에 의한 생물학적 활성산물

보체의 초기 활성화에 의해 각종 보체성분들은 연쇄반응형태로 상호작용하여 생물학적 활성산물들을 생성케 된다. 이들 생물학적 보체활성산물들의 기능은 세균 및 감염세포용해, 탐식작용을 촉진하는 옵소닌작용, 염증반응 및 아나필락시스(anaphy laxis) 관여, 면역복합체제거, 바이러스중화, 화학주성작용, 면역접착현상(immune adherence) 등이 있다.

1) 키닌(Kinin)

보체활성 고전경로에서 생성된 C_2b는 plasmin에 의하여 변환된 prokinin이다. 이 단백물질은 유전성혈관신경성부종의 부종을 일으키는 원인이 되기도 한다. C_2b 과잉생성은 C_1-inhibitor(C_1-INH)에 의해 C_2활성화가 억제된다.

2) 아나필락시스독소(Anaphylatoxin)

C_3a, C_4a, C_5a는 아나필락시스독소이다. 비만세포와 호염구 세포표면에는 이들 독소에 대한 수용체가 존재하므로 보체 활성과정에서 이들 독소가 이 세포 표면에 결합하여 세포내 과립들을 파괴시켜(탈과립화) 염증반응 및 평활근수축 등을 유발한다. 이러한 물질들의 반응은 C3a-INA (Carboxy -peptidase-B)에 의해 조절된다.

3) 화학주성인자(Chemotactic factor)

C_5a, C_5b67(MAC)은 화학주성인자 물질이다. C_5a는 호중구, 호염구, 대식세포에 대한 활성물질이며 혈관내피세포의 부착분자발현을 유도한다.

4) 옵소닌(Opsonin)

미생물표면에 결합된 C_3b, C_4b는 탐식세포표면의 보체수용체(CR_1)에 결합되어 탐식작용을 촉진케 한다.

5) 기타

기타 C_3 분해산물 iC_3b, C_3d, C_3e 등이 있다.

표 7-4. 보체활성산물과 조절분자의 생물학적 특성

보체활성산물	생물학적 활성	효과	조절분자
C_2b(Prokinin)	체액 축적	부종	C_1-INH
C_3a (anaphylatoxin)	호염구, 비만세포의 탈과립, 혈관투과성증가, 평활근수축, Ts-cell유도	아나필락시스	C_3a-INA
C_3b와 산물	옵소닌작용:	탐식작용	H, I-factor
	식세포활성		
C_4a (anaphylatoxin)	호염구비만세포활성, 평활근수축, 혈관투과성증가	아나필락시스	C_3a-INA
C_4b	옵소닌작용	탐식작용	C_4-BP, I-factor
C_5a (anaphylatoxin), 화학주성인자	호중구 화학주성, 산화대사자극, Th-cell유도관련 leukotriene방출, 혈관투과성증가, 평활근 수축	아나필락시스, 염증, 지연형아나필락시스	C_3a-INA
C_5b67	화학주성, 다른 세포막에 부착	염증, 정상세포용해	protein-S

표 7-5. 보체 수용체

수용체	주된결합성분	보유세포
CR_1(CD35)	C_3b, C_4b	적혈구, 호중구, 호산구, 단구, 대식세포, B-cell, 수지상세포, T-cell일부
CR_2(CD21)	C_3d, iC_3b, C_3dg	B-cell, 수지상세포, T-cell 일부
CR_3, CR_4	iC_3b	호중구, 단구, 식세포, NK
C_1q 수용체	C_1q	호중구, 단구, B-cell
C_3a /C_4a수용체	C_3a, C_4a	비만세포, 호염기구, 호중구
C_5a 수용체	C_5a	비만세포, 호염기구, 호중구, 호산구, 단구, 대식세포, 혈소판, 내피세포

4. 보체활성조절 및 억제인자

1) C1 효소작용억제인자(C_1 inhibitor : C1INH)

α_2-globulin 성분이며 C_1s의 효소작용을 억제한다. C_1INH 는 활성화된 C_1r과 C_1s에 결합하여 C_1s의 C_4 및 C_2 분해효소 작용을 억제한다.

2) C_4b결합단백(C_4b binding protein : C_4bBP)

열처리에 안정한 β-globulin으로 고전경로의 C_3전환효소인 C_4b2a에 결합 하여 C_2a를 분리시킴으로서 C_3전환효소 작용을 억제한다.

3) C_3bINA(C_3b inactivator : factor I)

β-globulin성분으로. C_3b의 α-peptide에 작용하여 C_3b를 불활성화 시킨다. 불활성화된 C_3b는 C_3bi 로 표시한다. 또한 C4bBP를 이용하여 C_4b, C_3b 를 분해하기도 한다.

4) β_1H-globulin(factor H)

C_3b에 결합하여 C_3bINA 작용을 촉진한다.

5) S단백(MAC inhibitor)

C_5b67 복합체에 결합하여 이 복합체의 세포막부착방지에 관여한다.

6) HRF(Homologous restriction factor ; C_8bp)

세포막결합단백으로 C_5b678에 결합하여 C_9 결합을 방해한다.

7) C_3전환효소파괴촉진인자(decay-activating factor, DAF)

세포막결합단백으로 분자량 약 70000 dalton의 세포막 당단백이다.
C_3 전환효소인 C_4b2a 및 C_3Bb와 결합하여 파괴를 촉진한다.

5. 보체결핍증

혈청 중 보체량은 면역의 결과로 증가하지 않지만 질환의 진행에 따라 감소할 수 있다. 이것을 저보체혈증이라 하는데 선천적 결핍증과 후천적 결핍증으로 나눌 수 있다. 일반적으로 급성 감염증에서 보체활성은 상승하는데 회복과 더불어 저하된다.

세균성 심내막염에 사구체 신염이 합병되는 경우 보체 C_1, C_4, C_2, C_3성분의 감소를 나타내며, 또한 바이러스성 간염(급, 만성 활동성 간염, 알코올성 간경변증, 만성 울혈간)등에서는 보체 C_3, C_4의 감소가 나타난다. 그리고 SLE환자일 경우 전보체 성분의 감소가 보이며 활동기에는 C_4가 가장 조기에 감소하고 C_9는 보통 염증에서 증가하는데 SLE에 중독된 경우에는 감소를 보인다.

Rheumatoid arthritis(RA)에서는 활막액 속의 C_1, C_4, C_2의 감소를 볼 수 있고, 연쇄상구균 감염 후 사구체신염에서는 C_3, C_5의 감소가 나타난다. 선천적으로 특정의 보체 성분이 현저히 감소 혹은 결핍되는 선천적 감소증의 예를 보면, C_3 감소의 예에서는 반복성 감염증을 나타내며, C_5 감소에는 그람음성균의 감염을 반복하는 어린이에게서 자주 발견되며 C_2나 C_1r결핍은 자가면역질환의 빈도가 높다고 한다.

Chapter 8

학습목표

1. B림프구의 개념을 이해한다.
2. B림프구의 발생및 성숙단계별 세포에 대해 설명한다.
3. B세포막 단백질(표면표지물질)에 대해 설명한다.
4. T-cell의존항원에 대한 B-cell활성에 대해 설명한다.
5. T-cell비의존항원에 대한 B-cell활성에 대해 설명한다.

B-cell 분화, 활성 및 기능

CHAPTER 08

1. 분화단계

B-cell의 분화과정은 3단계 즉, 성숙면역적격성 B-cell 생성(성숙단계), 항원반응시의 성숙 B-cell의 활성(활성단계), 및 활성 B-cell의 형질세포 및 기억세포로의 분화단계로 구분된다. 또한, B-cell은 골수에서 생성되어 분화되는 항원비의존적 단계와 성숙B-cell이 되어 골수를 떠나 2차림프기관(말초조직)에서 항원과 반응하여 B-cell 활성화와 분화를 가져오는 항원의존적 단계로 구성되기도한다.

B-cell의 생성 및 성숙은 출생전에는 난황낭(yolk sac), 태아간(fetal liver), 태아 골수이며 출생후에는 골수에서 일어나며 골수는 B-cell 분화의 1차림프조직이다.

표 8-1. B-cell 분화과정

분화단계		Pro-B cell	Pre-B cell	미성숙-B	성숙-B	AFC
유전자 재편성	H-chain	V-DJ	VDJ			
	L-chain	Vpre-B, λ5	Vpre-B, λ5	VJ		
막상-Ig 표현		대리-L chain	IgM-H chain, 대리-L chain	표면IgM (IgMm)	IgMm IgDm	IgM, IgD → IgG〉IgE〉IgA (*) class switch
surface-markers		CD45R, CD19, CD20, CD24, CD40, Ig-α, Ig-β	→	→	→	

1) 초기단계 : Pro-B, Pre-B cell

림프줄기세포가 분화된 가장초기의 B-cell계통의 세포가 Pro-B-cell이다. Pro-B-cell 단계에서 가장먼저 일어나는 것은 D_H-J_H유전자 재배열이다. 다음 분화경로 세포로 Pre-B-cell은 V_H-D_HJ_H 재배열이 일어나 $V_HD_HJ_H$ 를 형성후 $C\mu$ 다음으로 연결되어 Pre-B-cell은 μ-chain을 합성한다. 이때 Pre-B cell 막상의 μ-chain은 대리-L chain(surrogate-L chain)과 결합하는데 이 대리-L chain은 2개의 단백으로 구성되어 있다, 즉 Vpre-B, $\lambda 5$ 이다.

Pre-B cell의 μ-chain과 대리-L chain은 Ig-α /Ig-β 와 함께 세포표면에 발현되며 이들을 Pre-B cell 수용체(Pre-BCR)라고 한다(그림 8-1).

또한 성숙B-cell 계열의 세포표면에 있는 면역글로불린분자와 Ig-α /Ig-β 복합체를 B-cell수용체(BCR)이라고 부른다.

Ig-α /Ig-β 는 항원과 결합하지 않으며 그 기능은 항원이 면역글로불린 가변부에 결합되면 세포내로 신호전달기능을 한다.

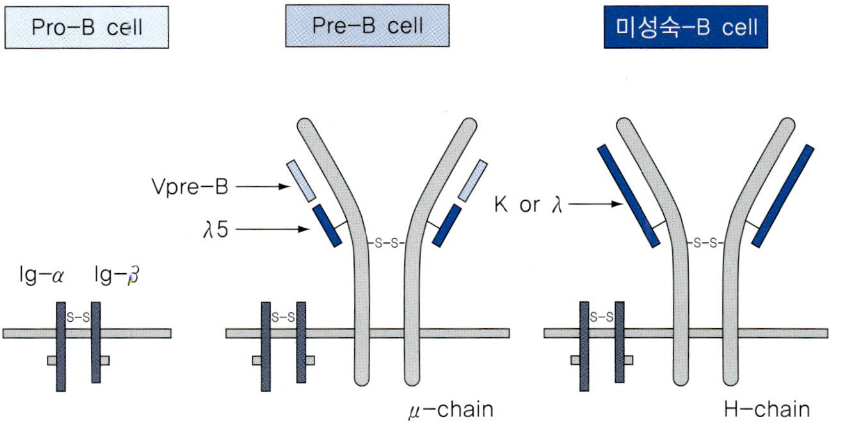

그림 8-1. ▶ B-cell분화단계의 L-chain과 막상항체의 BCR발현

2) 미성숙 B-cell

Pre-B cell세포가 미성숙 B-cell로 분화하기위해서는 경쇄(L-chain)유전자의 재배열이 필요하다. 재배열된 L-chain이 μ -chain과 짝을 이루어 단량체의 IgM을 형성하여 세포막상에 나타난다. 항원특이수용체로서 막상 IgM(mIgM)을 발현한다. 미성숙 B-cell은 골수에서 자기분자(self-molecule)와 반응하는 음성선택과 이에 따른 제거로 인해 자기관용

을 나타낸다.

이에 대한 상호작용으로 보면, 두 가지 방법으로 나타날 수 있다. 그중 첫 번째가 미성숙 B-cell이 골수세포표면에 발현된 자기항원물질에 노출되면 제거 되는 것(apoptosis)이며 두 번째가 세포표면물질이 아닌 수용성항원에 노출되면 미성숙 B-cell은 제거되지 않고 불활화되어 미감작(anergy)상태가 되는 경우이다. 미성숙 B-cell이 자기항원과 상호작용을 통해서 불활성화되는 과정을 음성선택이라한다.

이와 같이 자기항원에 대해 불활성화된 미성숙 B-cell 중 VDJ 재조합에 의한 재활성화가 나타난다. 그 결과 비자기항원에 대한 수용체를 가진 미성숙 B-cell이 활성화된다(수용체 편집현상).

3) 성숙 B-cell, Plasma-cell

성숙 B-cell은 주로 골수에서 발생하지만 이차림프기관에서도 발생한다. 또한 성숙 B-cell 막상에 발현된 IgM(mIgM), IgD(mIgD)는 동일한 항원특이성을 가지며 항원과 상호작용시 성숙 B-cell 활성화를 초래한다.

성숙B-cell은 주로 이차림프기관(림프절이나 비장)의 배중심(germinal center)부위에서 항원과 반응하여 B-cell blast 되고 더욱 분화되어 형질세포(plasma cell)로 된다. 이 형질세포는 초기 B-cell 표면의 면역글로불린과 동일한 항원결정기를 가진 항체를 합성하여 분비한다.

면역반응초기단계에서 형질세포는 IgM항체를 분비하며 이어서 클라스전환(class switch)이 되어 IgG, IgA, IgE항체를 합성 분비한다.

항원에 의해 활성화된 성숙-B cell은 형질세포로 분화되어 항체합성을 하기도 하지만 기억 B-cell로 되기도 한다.

기억세포는 더 이상 증식할 수 없고 대개 장기간 생존하며 세포표면에 IgM, IgD 이외의 항체를 발현한다. 기억 B-cell의 발생은 비장, 림프절의 배중심에서 발생한다. 배중심부위에는 활성화된 B-cell, 협조 T-cell(Th), 여포수지상 세포들이 있으며 특히 여포수지상 세포 표면의 항원에 대해 고친화력을 갖는 B-cell이 선택되고 일부는 형질세포로, 일부는 기억 B-cell로 분화하게된다. 이러한 배중심내의 항원에 대하여 저친화력을 가진 B-cell은 선택되지 못하고 죽게되며 고친화력을 가진 B-cell이 선택되어 고친화력항체 생산이 증가하는 현상을 친화력숙성(affinity maturation)이라 한다(표 8-2).

미경험B-cell(naive B cell)이 이차림프기관으로 이동하는 것이나 항원에 의해 활성화된 B-cell과 기억B-cell이 다른 조직으로의 이동은 귀향작용(homing interaction)에 의해

통제된다.

표 8-2. 미경험B-cell과 기억B-cell비교

특성	미경험 B-cell	기억 B-cell
막상-Ig	IgM, IgD	IgM, IgG, IgA, IgE
막상-보체수용체	Low	high
주된 분포	비장	골수, 림프절, 비장
생존기간(life span)	짧다	길다
순환여부	순환	순환
수용체 친화력	친화력이 낮다	친화력이 높다(친화력 숙성영향)

2. B-cell 표면 표지물질

1) B-cell 항원수용체(BCR) : 막상-Ig

성숙 B-cell표면의 항체는 항원 결합을 하는 항원수용체(BCR)로서의 기능을 갖는다. Pro-B-cell, plasma cell은 세포표면에 항체를 발현시키지 않는다.

2) 막상-Ig 결합 신호전달물질

B-cell 막상-Ig와 비공유결합된 Ig-α (CD79a)/Ig-β (CD79b)는 B-cell로 활성화신호를 전달한다. 그 외 BCR에 항원이 결합되어 활성화를 증가시키는 신호전달물질(B-cell 공동수용체)로 CD19, CD21(CR2), CD81(TAPA-1)등이 있다. CD21(CR2)은 보체분해산물 중 C_3d에 대한 수용체이며 단핵구증(mononucleosis)과 Burkitt림프종의 원인 바이러스인 EBV수용체이기도 하다.

3) 항원제공 관련물질

B-cell도 T-cell에 대한 항원제공세포(APC)로 작용한다. B-cell표면의 MHC- class Ⅱ 단백은 $CD4^+$T세포에 항원을 제공하기 위해서는 필요하다.

B-cell 표면의 MHC-class Ⅱ 발현은 cytokine(IL-4)에 의해 더욱 증가되며 MHC-class

Ⅱ는 Pro-B cell을 제외한 모든 B-cell 계열에서 발현된다.

그 외 APC상에 나타나는 상호자극분자(costimulatory molecule)로서 B7, CD40이 있다. B7은 휴면기 B-cell상에서 보다 활성 B-cell상에서 높게 발현되며 T-cell의 CD28 및 CTLA-4와 반응한다. CD40은 T세포의 CD154(CD40L)와 상호작용하여 클라스전환(isotype switching)에 중요한 역할을 한다.

CD40L(CD40 Ligand) 유전자의 돌연변이 및 발현억제시 B-cell의 클라스전환이 안되므로 인해 IgM항체만을 생성하는 X-관련 고 IgM증후군(X-linked hyper IgM syndrome)이 나타날 수 있다.

4) Fc receptor(FcR) ; CD32

모든 성숙 B-cell 표면에 IgG의 Fc 부위에 대한 수용체 Fcγ RⅡ(CD32)가 발현된다. 성분은 당단백(gp40)으로 단핵구, 과립구에도 발현된다.

5) B-1(CD5$^+$B cell)

출생전의 B-cell을 의미하며 CD5를 발현하는 세포이다. 그에 반해 출생후의 성인에서의 정상적인 B-cell은 B-2 cell이라한다. B-1 cell은 막에 IgM을 발현하고 IgD는 발현하지 않는다. 이 세포의 특징은 복강, 흉강에 많이 존재하고 T-cell도움없이 항체생성이 가능하다(세균 다당체항원에 반응하여 저친화력 IgM 합성).

3. B-cell 활성화 및 기능

B-cell 활성화는 항원의 성질에 따라 두 경로로 진행된다.

1) 흉선의존항원(Thymus dependent-Ag, TD-Ag)에 의한 B-cell 활성

Th cell에 의해 분비되는 Cytokine과 T-B-cell의 상호작용이 필요하다.

흉선의존항원으로는 대부분 단백항원이며 서로 다른 다수의 단일 항원결정기를 갖는다. 이들 항원이 BCR에 결합되고 T-cell이 cytokine을 분비한 결과 B-cell은 활성화되어 증식하고 항체생산세포로 분화된다. 즉 B-cell이 항체를 생성하기위해서는 Th cell의 협조가 있어야 한다.

T-cell이 분비 하는 cytokine은 B-cell이 생성하는 항체의 아이소타입을 결정하는 클라스전환(class switching)에도 관여한다. 예로 T-cell이 생성하는 IL-2는 활성화된 B-cell의 IL-2수용체(IL-2R)를 자극하여 B-cell의 증식 및 분화인자로 작용하며 IL-4는 B-cell을 자극하여 주로 IgE를 IFN-γ 는 B-cell을 자극하여 IgG를 생성하도록 클라스전환에 관여한다.

B-T-cell 상호작용에서는 B-cell의 peptide/MHC와 Th세포의 TCR간의 결합외에도 부착분자쌍에의한 결합으로 활성화를 촉진시킨다. 부착분자쌍으로 LFA-A/ICAM-1, CD5/CD72, CD45/CD22, CD2/CD58가 있다.

상호자극분자쌍으로는 B-cell의 CD40과 활성T-cell의 CD154(CD40L)결합, B-cell의 B7과 활성T-cell의 CD28결합이 있으며 이는 B세포의 항원제공세포로서 효과적 작용이 있다(그림 8-2).

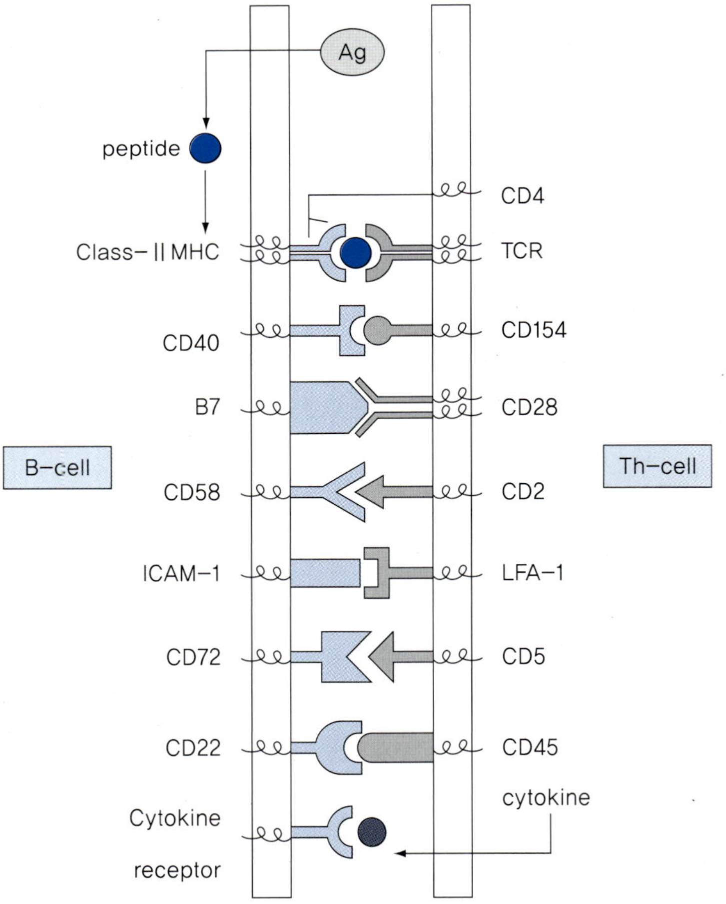

그림 8-2. ▶ T-B cell 상호작용기전

2) 흉선비의존항원(Thymus independent-Ag, TI-Ag)에 의한 B-cell 활성

T-cell이 생성하는 cytokine이 없이도 B-cell을 활성화시켜 항체를 생성케 하는 항원을 흉선비의존항원이라 한다. 이들 TI 항원들은 TI-1형과 TI-2형으로 구분된다. TI-1항원으로 LPS(지질다당류)와 같은 세균세포벽성분이 있다. 대부분의 TI-1항원들은 특히 고농도로 존재할 때 다클론 B-cell활성물질(mitogen)로 작용하며 항원특이성에 관계없이 B-cell을 활성화시킬 수 있다.

TI-2항원으로는 반복적인 항원결정기를 가진 세균세포벽 다당류, dextran 등이 있다. TI-2항원은 막상-Ig수용체(BCR)와 광범위하게 교차결합됨으로서 B-cell을 활성화 시킨다(그림 8-3).

TI-항원은 다음과 같은 특징이 있다. 첫 번째로 TI-항원과의 반응시 B-cell은 주로 IgM 항체를 생성하고 기억세포를 발생시키지 않는다. 두 번째로 TI-1항원은 성숙 B-cell, 미성숙 B-cell 모두 활성화시키며 TI-2항원은 성숙 B-cell만 활성화 시킨다. 세 번째로 한 개체가 T세포가 없어도(면역결핍등 원인) TI-항원에 대하여 면역반응을 일으킬 수 있다.

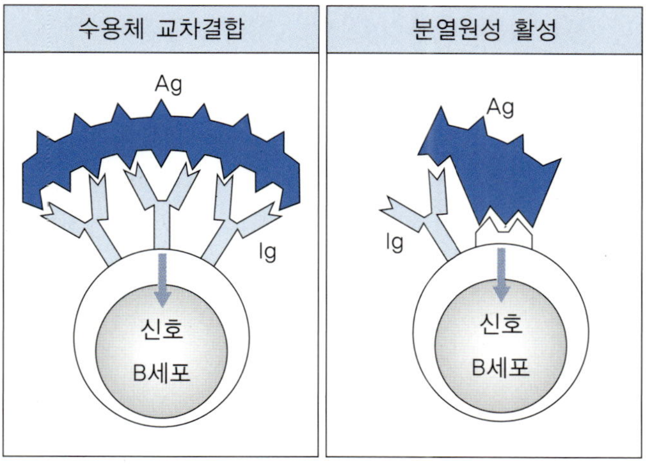

그림 8-3. ▶ TI-Ag에 의한 B-cell활성

Chapter 9

학습목표

1. T림프구의 개념을 이해한다.
2. 흉선내 T세포분화에 대해 설명한다.
3. T-cell 수용체(TCR)를 설명한다.
4. T-cell 수용체 특이성의 다양성에 대해 설명한다.
5. TCR과 MHC분자의 상호작용에 대해 설명한다.
6. T-cell보조분자물질에 대해 설명한다.
7. 흉선 선별에 대해 설명한다.
8. 협조T세포의 소집단: TH1 및 TH2에 대해 설명한다.
9. CD4+ 기억세포 및 CD8+ T세포의 기능에 대해 설명한다.
10. 싸이토카인 생산에 의해 구별되는 CD4+ T세포에 대해 설명한다.
11. CD4+ T세포의 활성화에 대해 설명한다.
12. 세포간 상호작용에 관련된 세포표면분자를 설명한다.

T-cell 분화, 활성 및 기능

CHAPTER 09

1. T-cell 분화

흉선은 T-cell 분화의 1차림프기관이다. 흉선내에서 분화되어 성숙된 T-cell은 두 가지 중요한 작용을 나타낸다. 첫 번째로 MHC분자와 결합된 항원만을 인식하는 MHC-제한기능과 두 번째로 자기성분과 반응하지 않는 자기-관용적 기능을 가진다.

흉선내 에서의 분화경로를 보면, 골수 조혈줄기세포가 림프계 줄기세포로분화되어 흉선으로 이주한 후 전구 T-cell(precusor-T)이 되고 이들은 다시 Pro-T cell에서 Pre-T cell로 분화되어 $\gamma\delta$ -T세포수용체($\gamma\delta$ -TCR)를 표현하는 세포가 가장 먼저 나타난다. 이어서 $\alpha\beta$ -T세포수용체($\alpha\beta$ -TCR)가 표면에 나타난다. 이때 Pro-T-cell은 TCR유전자재조합이 일어나지 않는 세포이다.

전구 T-cell에서 성숙 T-cell로의 분화단계에서 분화중인 T-cell(thymocyte)은 흉선피질에서 수질부로 이동하며 흉선의 비림프계세포(피질상피세포, 수지상세포 등)와의 접촉을 하며 성숙되어 간다. 이때 비림프계세포는 IL-7같은 cytokine을 생성하기도 한다(그림 9-1).

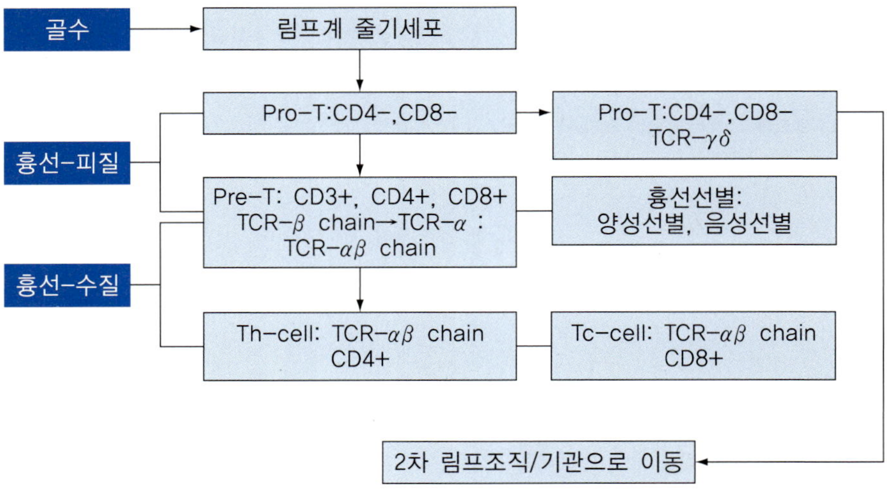

그림 9-1. ▶ 흉선내 T-cell 분화경로

2. TCR 특성

모든 T세포는 세포표면에 TCR(T-cell Receptor)을 가진다. 이들 수용체는 S-S결합으로 연결되어 있으며 두 개의 chain으로 구성된(이종이량체)당단백이다. 또한 MHC-펩티드 결합체에만 결합할 수 있으며 각각의 T-cell은 서로다른 수용체를 발현시킨다.

1) TCR 유전자 재배열 및 다양성

골수에서의 흉선전구체세포들은 TCR 유전자의 재배열이 이루어지지 않으므로 인해 세포표면에 나타나지 않는다. 그러나 흉선으로 이동후 분화성숙되면서 TCR을 표현한다. TCR에는 $\alpha\beta$ -T세포수용체($\alpha\beta$ -TCR), $\gamma\delta$ -T세포수용체($\gamma\delta$ -TCR)가 있으며 95% 이상의 T-cell이 $\alpha\beta$ -TCR을 표현하고있다.

$\alpha\beta$ -TCR의 유전자구성은 α -chain인 경우 V(variabe), J(joining), C(constant) 영역으로, β -chain인 경우 V, D(diversity), J, C영역으로 구성된다(표 9-1).

TCR의 다양성 발생기전은 각체인간 무작위 재조합(random gene rearrangement)이 기본이고 그 외, 연결부위다양성(junctional flexibility, N-영역 뉴클레오티드 첨가)등이 관여한다. 특히 TCR의 CDR3는 연결부위다양성에 의해 다양성을 나타내며 $\alpha\beta$ -TCR의 CDR3영역은 MHC분자와 결합된 펩티드와 결합한다. 또한 항체분자와는 달리 TCR은 항원자극에 의해 체세포돌연변이가 발생되지 않는다.

표 9-1. TCR gene segments

Gene	염색체 위치	유전자 분절수			
		V	D	J	C
α -chain	14	50		70	1
β -chain	7	57	2	13	2
γ -chain	7	14		5	2
δ -chain	14	3	3	3	1

2) TCR-CD3 복합체

TCR은 CD3와 비공유결합되어 TCR-CD3 막복합체를 형성한다. 이들을 T세포 수용체 복합체라한다. 항원을 인식하는 α β -TCR 분자에는 CD3가 있으며 TCR에 항원이 결합되면 신호전달분자로 작용한다. 이때 보조분자(accessory molecule) CD3는 항원과의 상호작용에는 영향을 주지 않는다.

CD3분자는 γ , δ , ε -chain 으로 구성되며 α β -TCR은 CD3분자(γ ε , δ ε)와 제타체인 (ζ -chain)으로 결합된 복합체로서 이 세포표면에 나타난다 (그림 9-2).

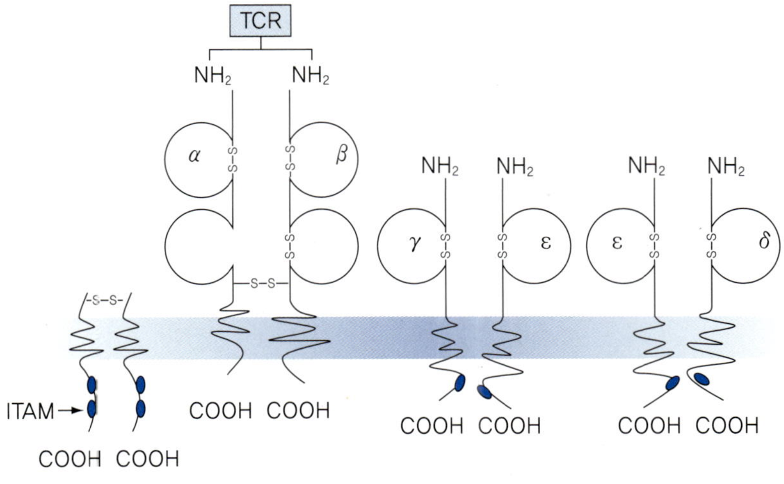

그림 9-2. ▶ TCR-CD3 복합체

제타체인(ζ -chain)은 T-cell 에만 있는 것이 아니고 대식세포나 NK-cell에서도 발견된다. CD3복합체 각 chain은 ITAM(타이로신을 함유 아미노산서열)부위를 가지며 특히 T-cell내의 단백질을 활성화시키는 티로신키나제(kinase)와 상호작용하는 부위로 신호전달에 있어 중요한 역할을 한다.

3) TCR과 MHC분자 상호작용

TCR은 TCR가변부 영역을 통해서 MHC분자와 접촉한다. αβ -TCR의 가변부 영역은 CDR1, CDR2, CDR3이며 이중 가변성이 가장 큰부위는 CDR3이다. CDR3영역은 MHC분자의 고랑(groove)내에 결합된 펩티드와 반응하며 특히 가변성이 큰 부위이다.

3. T-cell 보조 분자(T-cell accessory molecules)

T-cell 표면분화항원 CD4, CD8은 미성숙흉선세포에서는 동시에 발현되고 이들 세포가 분화된 성숙T세포상에는 $CD4^+$ $CD8^-$ 혹은 $CD4^-$ $CD8^+$으로 나타난다. 이들 보조물질들은 T세포가 항원제공세포에 강하게 결합하도록 보조하는 부착분자로 작용한다. $CD4^+$ T세포는 MHC-class Ⅱ 분자와 결합한 항원을 인식하는 보조T-cell(helper-T)기능을 하며, $CD8^+$ T세포는 MHC-class Ⅰ 분자와 결합한 항원을 인식하는 세포독성T세포(cytotoxic-T)의 기능을 수행한다. 특히 CD4는 HIV감염시 수용체로서 중요한 역할을 한다(표 9-2).

표 9-2. T-cell 보조분자물질

Name	Ligand	기능	
		부착	신호전달
CD4	MHC-class Ⅱ	+	+
CD8	MHC-class Ⅰ	+	+
CD2(LFA-2)	CD58(LFA-3)	+	+
CD28	B7	?	+
CD5	CD72	?	+
CD45R	CD22	+	+

4. 흉선 선별(thymic selection)

$\alpha\beta$ -TCR, $CD4^+$, $CD8^+$을 발현하는 흉선세포 T-cell은 흉선내에서 두 가지 선택과정을 거치게 된다(그림 9-3).

첫 번째 과정으로 양성선택(positive selection)은, $CD4^+$, $CD8^+$을 발현하는 T-cell의 $\alpha\beta$ -TCR이 흉선피질내의 상피세포에 발현된 자기-MHC분자와 반응하며 그 결과 MHC제한이 형성된다. 양성선택에 실패한 흉선세포들은 흉선내에서 세포자살(apoptosis)에 의해 제거된다.

두 번째 과정의 음성선택(Negative selection)은, 양성선택에서 선택된 흉선세포들이 피질과 수질이 만나는 곳에서 수지상세포(interdigitating dendritic cell, IDC)와 반응하여 발생된다. 이때 수지상세포에서 발현된 단독의 자기-MHC분자(MHC class-Ⅰ, Ⅱ분자) 또는 자기-MHC에 의해 제시되는 자기항원(펩타이드)에 대해 높은 친화력(high-affinity)을 나타내는 TCR수용체를 가진 T세포는 제거된다. 그 결과 자기관용(Self-tolerance)이 형성된다. 즉, 음성선택에서 살아남은 흉선세포(T-cell)는 자기-MHC/peptide결합체에 대해 친화력이 낮은 수용체(low affinity receptors)를 가지기 때문에 비자기항원에 반응할 수 있는 대부분의 T-cell이 형성된다.

음성선택에 의해 살아남은 흉선세포는 $CD4^+$, $CD8^-$, T-cell 혹은 $CD4^-$, $CD8^+$, T-cell로 분화된 성숙 T-cell이 되어 말초혈액으로 나가 증식되고 면역반응의 여러기능을 수행하게 된다.

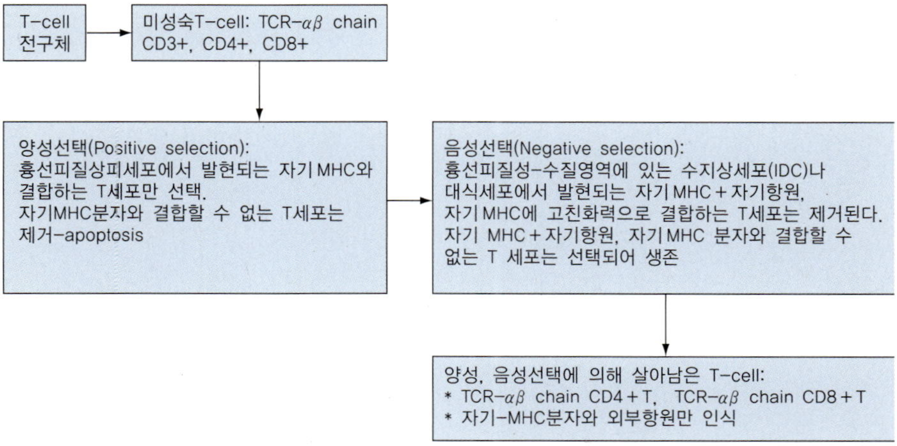

그림 9-3. ▶ 흉선내 흉선세포의 양성 및 음성선택

5. T-cell 활성화 및 기능

1) Th cell(CD4+ T)의 활성

항원제공세포(수지상세포, B-cell 등)는 Peptide/MHC class-Ⅱ복합체를 Th(CD4+)세포에 제공하므로서 T-cell 활성화에 중요한 역할을 한다.

APC와 Th cell간의 상호작용에서 중요한 것은 CD4상호수용체의 MHC class-Ⅱ의결합, 상호분자자극쌍의결합, 부착분자쌍의결합 등이 있다(그림 9-4).

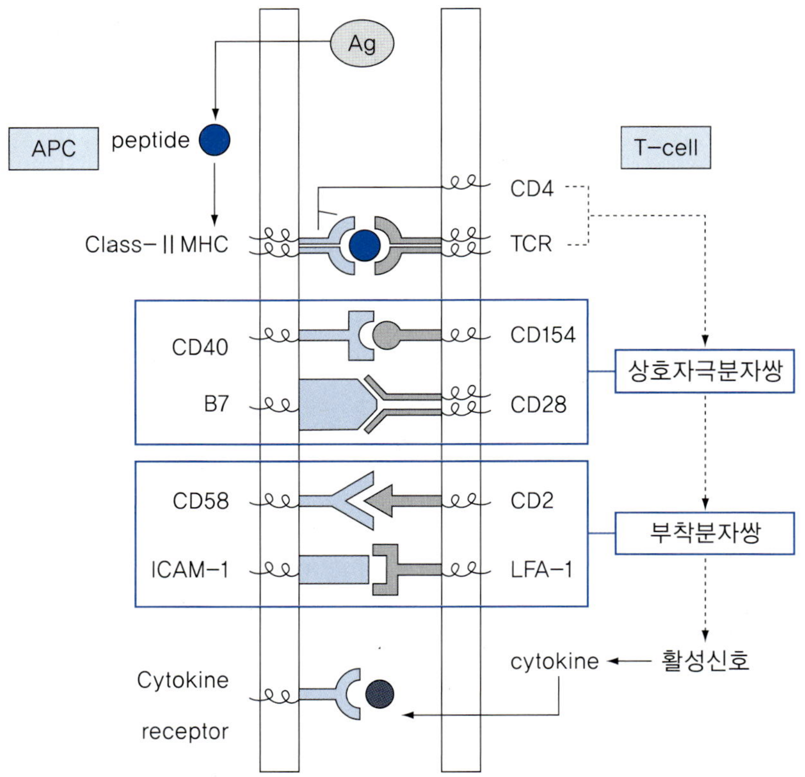

그림 9-4. ▶ T-cell 활성에 따른 세포표면 분자의 상호작용

APC(수지상세포, B-cell, 대식세포 등)의 MHC-펩타이드 결합체는 TCR과 결합하여 CD4+ T세포의 CD154(CD40L)의 발현을 촉진하며 APC표면에 발현된 CD40과 결합한다. 이어서 상호자극분자쌍인 APC의 B7과 T세포의 CD28간에 결합력이 작용한다.

CD28은 막관통 단백질로 대부분의 말초 T-cell 표면에 나타난다. B7은 B7.1(CD80)과, B7.2(CD86)으로구성되며 APC표면에 주로 나타난다.

또한 T세포의 CTLA-4(CD152)와 APC의 B7과의 결합은 활성 T세포의 TCR복합체에 신호전달기능을 저해한다.

기타 부착분자쌍의 결합에서 T-cell의 CD2는 APC의 CD58(LFA-3)과 결합하며, T-cell의 LFA-1은 APC의 CD54(ICAM-1)와 결합한다. 이들 부착분자쌍의 결합에 의해 두 세포간의 결합이 현저히 증가된다.

2) Cytokine생성에 따른 $CD4^+$ T세포의 아형

항원자극에 의해 활성화된 $CD4^+$ T세포은 생성하는 Cytokine 종류에 따라 세 가지 아형(subset) 즉, TH0, TH1, TH2으로 분류한다.

TH1은 IL-2, IFN-γ 등을 합성하며, TH2는 IL-4, 5, 10, 13 등을 합성한다. 이들 아형세포들이 생성하는 Cytokine들은 서로 다른 효과세포기능을 나타낸다.

TH1에서 합성된 Cytokine들은 $CD8^+$T세포, NK-cell, 대식세포등의 세포성면역에 관련된 세포들을 주로 활성화시키며, TH2에서 합성된 Cytokine들은 B세포가 클라스전환 되어 항체생성을 하도록하며 특히 호산구활성에 관여한다. TH1, TH2분화의 주요요인으로 T세포를 자극하는 cytokine과 항원인식방법(항원농도, 항원침입경로, TCR과 MHC-펩타이드복합체간의 친화력, APC의 특성 등)이 TH세포가 어느 아형으로 분화할 것인지의 결정에 중요한 요인이다. 특히 바이러스, 세균과의 반응 등에서는 TH1세포와 TH1세포가 분비하는 cytokine이, 알러지원이나 기생충에 대한 반응에서는 TH2세포와 TH2세포가 분비하는 Cytokine이 주로 작용한다.

TH1세포는 항원이 T세포(TH0)를 자극하는 동안 IL-2, IFN-γ , IL-18이 존재할 때 분화되며 TH2세포는 IL-4가 존재하면 분화된다. IL-4는 비만세포나 NK, $CD4^+$ T세포에서 생성된다.

TH1에 의해 생성된 IFN-γ, TH2에 의해 생성된 IL-4, IL-10은 TH1, TH2간의 발생기능을 억제하기도 한다(그림 9-5).

표 9-3. TH1, TH2의 기능 및 cytokine분비		
Cytokine/function	TH1	TH2
IL-2	+	-
IFN-γ	+	-
TNF-β	+	-
IL-3	+	+
IL-4	-	+
IL-5	-	+
IL-6	-	+
IL-10	-	+
IL-13	-	+
GM-CSF	+	+
IgE생성 보조	-	+
호산구 비만세포생성	-	+
대식세포활성	+	-
Tc-활성	+	-
지연형과민증	+	-

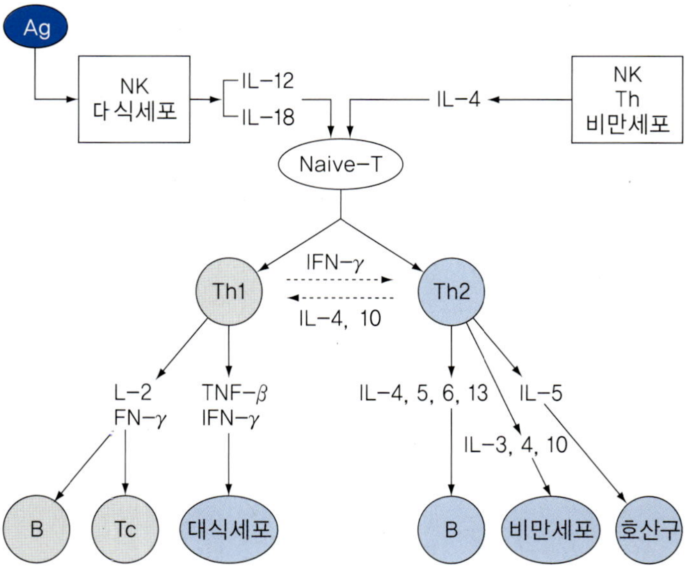

그림 9-5. ▶ CD4^{+} T세포 아형세포의 cytokine

3) $CD4^+$ T 기억세포

기억세포 T-cell은 항원과 접촉후 생성되고 일반적으로 오랜 기간 생존할 수 있으며 재차 동일한 항원을 만날 경우 더욱더 활성이 증가된 반응을 나타낸다(2차반응). 표면막항원으로 CD44, CD45RO가 나타난다.

4) $CD8^+$ T 세포의 기능 및 표적세포살해

$CD8^+$ T 세포의 주된 기능은 감염된 세포(바이러스, 세균), 이식편세포, 종양세포를 파괴하는 것이다. $CD8^+$ T 세포는 세포독성 T 림프구(Cytotoxic T lymphocyte, CTL)라하며 CTL에 의해 파괴되는 세포를 표적세포라 한다.

이러한 표적세포는 항원제공세포(APC)가 될 수도 있다.

$CD8^+$ T 세포의 TCR은 표적세포표면의 MHC class-Ⅰ과 결합된 펩타이드결합체를 인식한다. 분비되는 cytoine은 IFN-γ, TNF-β 등이 있고, perforin, granzyme 등의 세포독성물질을 분비 한다.

CTL은 표적세포를 살해하기 전에 활성화되어야 한다. 먼저 CD4 T세포의활성화에 의해 생성된 IL-2가 표적세포에 결합하면 $CD8^+$ T 세포의 증식과 분화가 유도된다. 또한 상호자극분자와 부착분자(CD28, LFA-1, CD2 등)들이 관여하여 활성화되면 MHC class-Ⅰ과 결합된 펩타이드 결합체를 발현하는 표적세포들을 파괴할 수 있다.

또한 CTL의 표적세포살해 기전은 2가지 경로가 있다. 첫 번째 경로는 CTL이 표적세포에 부착된 후 CTL내의 과립에 있는 세포독성물질 perforin, granzyme 등을 표적세포로 방출시켜 표적세포를 파괴한다. perforin은 표적세포막에서 중합화되어 고리모양의 통로나 구멍을 형성하는 단백질이다. granzyme은 표적세포막에 형성된 구멍을 통해 표적세포내부로 이동하여 세포고사(apoptosis)를 유발한다. 두 번째 경로는 활성화된 CTL세포의 Fas 리간드(FasL)와 표적세포의 Fas간의 상호작용이다. 이들 결합은 표적세포내부의 단백분해효소(capase)의 순차적인 활성을 통해 표적세포의 apoptosis를유도한다(그림 9-6).

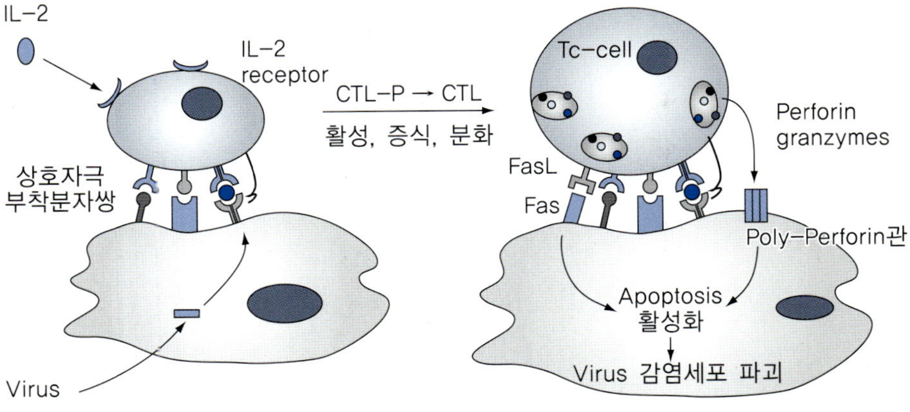

그림 9-6. ▶ CD8+ T cell의 활성화 및 표적세포살해

대다수의 활성화CTL은 항원발현 표적세포를 제거한 후 죽고, 살아남은 소수의 활성화 $CD8^{+}$ T세포들은 기억세포로 남는다.

5) 미감작 T세포의 활성화경로

(1) 슈퍼항원(Superantigen)

T세포 수용체(TCR)의 Vβ 영역(Vβ -domain)과 MHC class-Ⅱ 분자의 α -chain에 동시에 결합하는 단백(세균성, 바이러스성)물질이다.

이들 항원들은 TCR과 MHC class-Ⅱ 분자와 교차결합하여 T-cell 활성화와 증식을 유도한다. Superantigen은 외인성과 내인성으로 구분되며 외인성superantigen들은 세균류에 의해 분비되는 가용성단백들로 포도상 구균 장독소(staphylococcal enterotoxins), 독성쇽 증후군 독소(toxic-shock-syndrome toxin) 등과 같은 그람양성균에서 분비되는 외독소들이 있다. 내인성 슈퍼항원들은 특정세포들을 감염시키는 바이러스성 세포막단백질이 있다.

superantigen의 특징은 항원제시세포에 의한 항원처리과정과 제시과정을 거치지 않고 본래의 물질로서 기능을 한다. superantigen에 의해 많은 T-cell이 활성화되면 과량의 cytokine이 분비되어 포도상구균 장독소에 의한 식중독과 독성쇽 증후군독소에 의해 유도되는 장내독소쇼크(endotoxin shock) 등과 같은 전신독성작용을 가져올 수 있다.

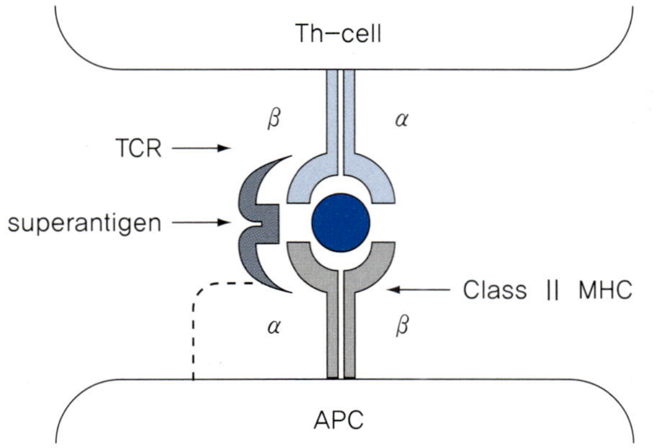

그림 9-7. ▶ TCR과 MHC class-II의 superantigen 교차결합

(2) 마이토젠(mitogen)

T-cell의 증식분화를 촉진하는 물질로 다클론활성인자(polyclonal activator)라고도 한다. 즉 세포분열(유사분열)을 촉진시키는 분열촉진인자이다.

mitogen은 식물유래 당단백인 PHA(phytohemagglutinin), ConA(Concanavalin A), PWM(Pokeweed mitogen)이 있으며 세균유래 지당체(Lipopolysac charide, LPS)가 있다. 이중 PHA, ConA는 T-cell의 TCR과 반응하고, PWM은 T, B-cell 모두 활성화 시키며 세균의 LPS는 마우스의 B세포에만 반응한다.

Chapter 10

학습목표

1. 세포성 면역의 개념을 이해한다.
2. 세포성면역반응에 관여하는 주된 세포 종류에 대해 설명한다.
3. 세포독성 T세포에 의한 표적세포 살해에 대해 설명한다.
4. ADCC작용에 대해 설명한다.
5. 싸이토카인(cytokine)종류및 특성을 설명한다.
6. 싸이토카인과 항체의 클라스 전환을 설명한다.

세포성 면역

CHAPTER 10

생체 내에서 일어나는 면역반응은 항원이 면역계 림프구에 인식 되어지는 방법에 따라 항체매개면역반응과 세포성매개면역반응(Cell-mediated immunity or cellular immunity)으로 나눌 수 있다. 항체매개면역반응은 항원자극을 받은 B-cell이 항체를 생성하고 생성된 항체가 항원과 특이반응 하는 것이며 세포성매개면역반응은 항원감염세포와 특이반응을 한 T-cell이 생성한 cytokine이 대식세포, 자연세포독성세포 등을 활성화하여 표적세포를 파괴하는 면역반응을 말한다.

세포성면역반응에 관여하는 항원 특이적세포로는 세포독성T-cell(Tc), 보조 T-cell(Th)이 있으며 비특이적세포로 NK, 대식세포, 호중구, 호산구 등의 비림프계세포들을 포함한다. 특히 비특이적세포들은 항체수용체를 통해 표적세포를 인식하고 파괴하므로 항체가 필요하며 또한 항체생성에 T-cell 등이 관여하므로 두 면역반응의 한계를 정하기는 어렵다.

1. 세포성면역반응에 관여하는 세포

1) 보조 T-cell(helper T cell : Th)

보조 T-cell의 주된 기능은 특정항원을 인식하여 효과세포로의 증식 유도 및 대식세포나 다른 효과세포의 기능적 활성화를 증가시킨다.

대부분의 T-cell은 세포표면의 MHC 산물과 연계하여 항원을 인식한다. 특히 보조 T-cell은 항원제공세포등에 존재하는 MHC-Ⅱ class 산물과 연계하여 항원을 인식한다. 보조T-cell은 표면에 $CD4^{+}$를 가지는 당단백(분자량 62KD)이며 MHC-Ⅱ class 수용체로 작용한다.

2차면역기관에서 naive-Th 세포(Th0)가 항원과 반응하면 Th1, Th2세포로 분화되어 다양한 종류의 cytokine을 분비하고 활성화된다(그림 10-1).

Th1세포는 디식세포활성화를 시키는 IFN-γ 를 분비하며 Th2세포는 호산구, 비만세포 등의 생성을 촉진시키는 IL-4, 5의 분비와 IgE분비를 증가시킨다.

T-cell의 기능적분화는 아집단에 상호제어 효과를 가져올 수 있다. 예로서, Th2가 분비하는 IL-10은 Th1이 분비하는 IFN-γ 의 생성을 억제한다.

또한 T-cell이 생성하는 다양한 cytokine들은 항체의 클라스전환(class switch)에 관여한다(표 10-1).

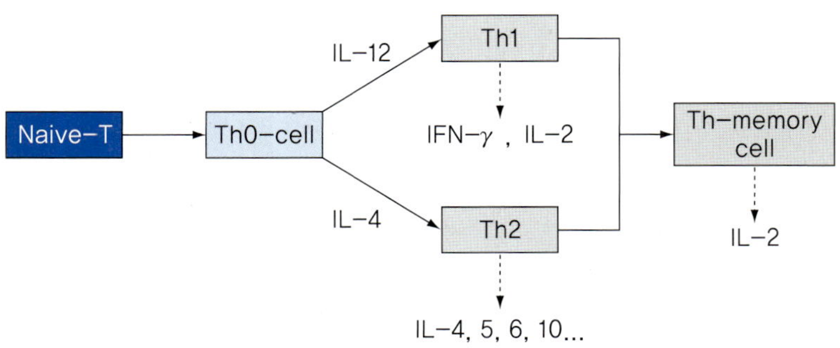

그림 10-1. ▶ 보조 T-cell 분화

표 10-1. T-cell 분비 cytokine의 isotype 조절 (mouse)

Cytokine	IgG_1	IgG_2a	IgG_2b	IgG_3	IgA	IgE	IgM
IL-4	+	-		-		+	-
IL-5					생성증가		
IFN-γ	-	+		+		-	-
TGF-β	-		+	-	+		-

2) 세포독성 T-cell(Cytotoxic T-lymphocyte, CTL)

cytotoxic T-cell은 바이러스감염세포의 제거와 암세포의 면역학적 감시에 중요한 역할을 한다. 대부분의 cytotoxic-T cell은 CD8 T-cell 이며 표적세포상의 항원과 MHC항원(MHC-제1항원)만을 인식하여 표적세포와 결합한다. 또한 CD8은 T-cell수용체와 MHC 항원(MHC-제1항원)과의 결합을 도와준다.

항원인식기능을 가지고 있으나 표적세포를 용해시키지 못하는 pre-CTL은 2개의 신호[MHC class-Ⅰ과 결합한 특이항원과 cytokine(IL-2, IFN-γ)]자극을 받아 세포독성 T-cell(CTL)로 분화된다. 분화된 활성화세포독성 T-cell은 동일한 항원을 가진 표적세포를 파괴한다(그림 10-2).

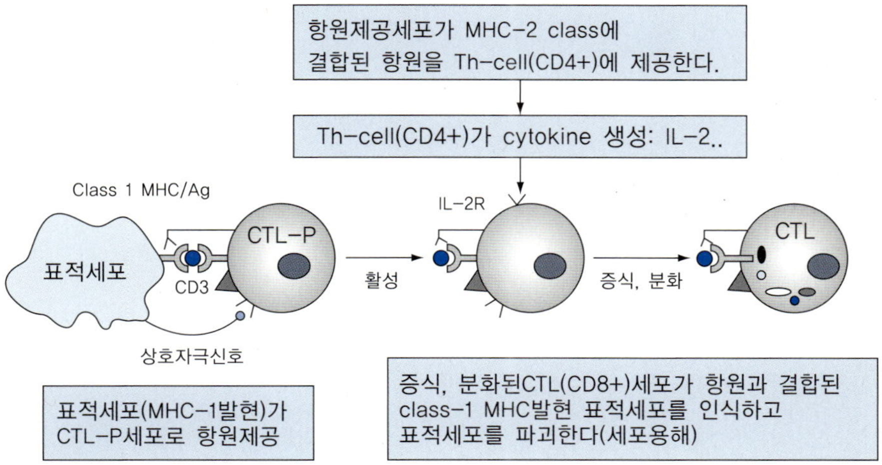

그림 10-2. ▶ 세포독성T-cell의 분화

세포독성 T-cell의 표적세포를 파괴하는 기전은 첫째, 표적세포에 결합되는 과정과 둘째, 표적세포에 결합된 후 행동세포들의 세포질 과립에 있는 세포독성 단백들의 분비가 있다. 세포독성 단백으로 perforin이 있으며 perforin은 Ca^{2+} 존재 하에 표적세포 표면에 결합하여 중합체관을 형성한다. 이 통로관을 통해 세포독성 T-cell의 각종분해효소(granzyme 등)와 독소가 방출되어 표적세포를 파괴하는 것과 또한 세포독성 T-cell이나 대식세포로부터 방출되는 TNF-α, β 혹은 세포독성 T-cell 등의 림프구로부터 방출되는 IFN-γ 등의 cytokine 들이 표적세포수용체에 결합하여 세포고사(apoptosis)현상을 일으켜 표적세포가 파괴되는 기전이다(그림 10-3, 4).

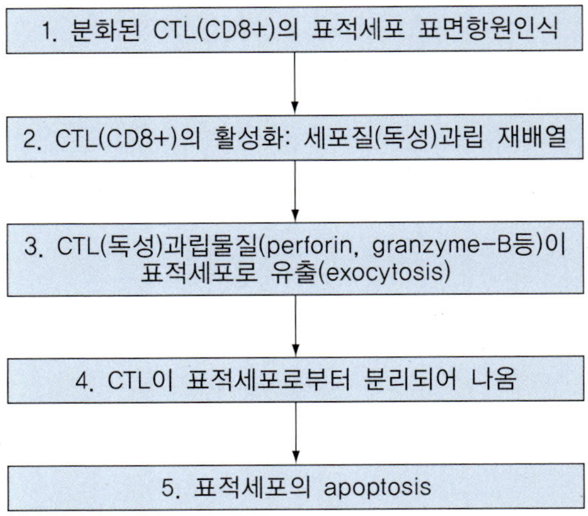

그림 10-3. ▶ 세포독성T세포의 표적세포 파괴 단계

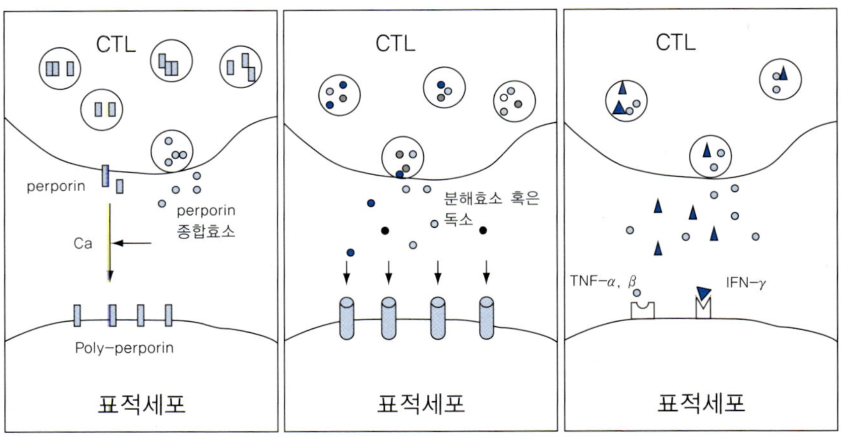

그림 10-4. ▶ 세포독성 T세포의 표적세포파괴 기전

3) 활성화 대식세포

대식세포는 항원제공세포로서 뿐만 아니라 세포독성기능 등이 항진된 활성화된 효과세포로서 작용을 한다. 그러나 항원특이성은 없다.

활성화된 대식세포로서의 기능은 염증 및 발열반응을 일으키며, 림프구활성, 조직재구성 및 조직손상, 항균작용 및 항암작용 등에 관여한다.

대식세포의 활성화는 T-cell(Th1)에 의해 유발되며 활성화에 필요한 신호물질로 Th1세포가 분비하는 IFN-γ, 세균유래물질인 지질다당류(LPS)가 있다. 특히

LPS(Lipopolysaccharide)는 대식세포의 TNF-α를 분비시켜 IFN-γ와 협동하여 대식세포를 활성화시킨다.

4) 자연살해세포(Natural Killer cells, NK)

NK-cell은 세포질에 큰과립을 가진 세포(Large granular lympho-cyte, LGL)로 골수에서 유래된 림프계 세포에 속하며 말초혈액 단핵세포의 약 5%를 차지한다. 항원특이성과 MHC 제한이 없고 림프구표면 표식자(marker) CD2, CD56, CD16(표면 IgG Fc수용체)를 갖고 있다. 또한 다량의 IL-2에 의하여 증식되고 IFN-γ 등은 NK세포의 기능을 항진시켜 독성이 높아진다. 이것이 림포카인활성살해세포(lymphokine activated killer cell, LAK)이다. NK세포의 주된 기능은 표적세포인 바이러스감염세포나 암세포를 제거하는 것이며 표면에 발현된 CD16을 이용한 항체의존세포매개성독성작용(ADCC)으로 표적세포를 파괴하기도 한다.

NK세포에 의한 표적세포 살해작용은 MHC class-Ⅰ 발현과 반비례한다.

NK세포 표면의 KIR(Killer inhibitory receptor)는 MHC class-Ⅰ을 인식하여 NK세포의 활성을 억제하며, MHC class-Ⅰ 발현이 감소된 표적세포는 NK세포의 활성수용체(AR)에 의해 NK세포가 활성화되어 표적세포를 살해한다.

2. ADCC작용(Antibody-dependent cell-mediated cytotoxicity)

항체(IgG)가 표적세포에 특이적으로 결합되면 IgG에 대한 Fc 수용체를 가진 세포독성기능세포가 표적세포에 결합되어 표적세포를 파괴하는 기전이 ADCC작용이다. ADCC작용에 관여하는 세포로 NK세포, 대식세포, 단구세포, 호중구, 호산구등이 있다. ADCC에 의한 표적세포파괴기전은 다양한 세포독성기전 및 보체매개용해를 포함한다(그림 10-5).

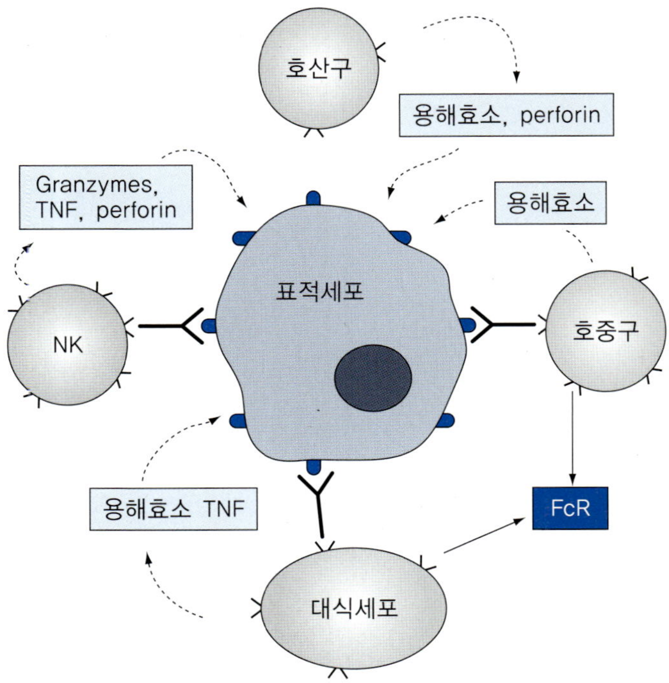

그림 10-5. ▶ ADCC 작용

3. 싸이토카인(Cytokine)

면역반응에 관여하는 세포들이 분비하는 단백물질로써 세포간 반응매개체로 작용된다. 단핵구(대식세포)에서 분비되는 모노카인(monokine), 활성화된 림프구(Th)에서 분비되는 림포카인(lymphokine), 사이토카인을 총칭하는 인터루킨(interleukin : IL)이 있으며 인터루킨은(IL)은 동일물질의 특성에 따라 번호로 부여한다(IL-1, IL-2 등).

1) 싸이토카인 특성

싸이토카인(cytokine)은 특이적 면역 및 비특이적 면역(자연면역)에 관련된 세포에서 분비되며 면역반응과 염증반응을 매개하고 조절하며 제한적으로 생성된다.

개별 cytokine은 다양한 세포에서 분비되며 다양한 세포에 작용되는 다면발현성(pleiotropy), cytokine이 서로 유사한 작용을 가지는 중복성(redundancy), 다른 cytokine의 분비를 연쇄적으로 증강시키거나 억제시키는 연쇄반응(cascade), 또한 서로 같이 작용하여 그 효과가 감소되는 길항작용(antagonism)과 증가되는 상승작용(synergy), 분비가 일시적으로 일어나고 곧 자연히 사라져버리는 자가제한성(self limited event)등으로 싸이토카인은 면역반응을 조절하는 작용을 가진다(그림 10-6).

싸이토카인의 반응세포에 따른 작용을 보면, 싸이토카인을 분비하는 동일세포에 반응하는 작용을 오토크라인(autocrine), 주변세포에서 분비한 싸이토카인(cytokine)에 반응하는 작용을 파라크라인(paracrine), 먼거리에 떨어져 있는 세포에서 분비되어 혈액순환 등을 통해 이동해온 싸이토카인에 반응하는 작용을 엔도크라인(endocrine)이라고 한다(그림 10-7).

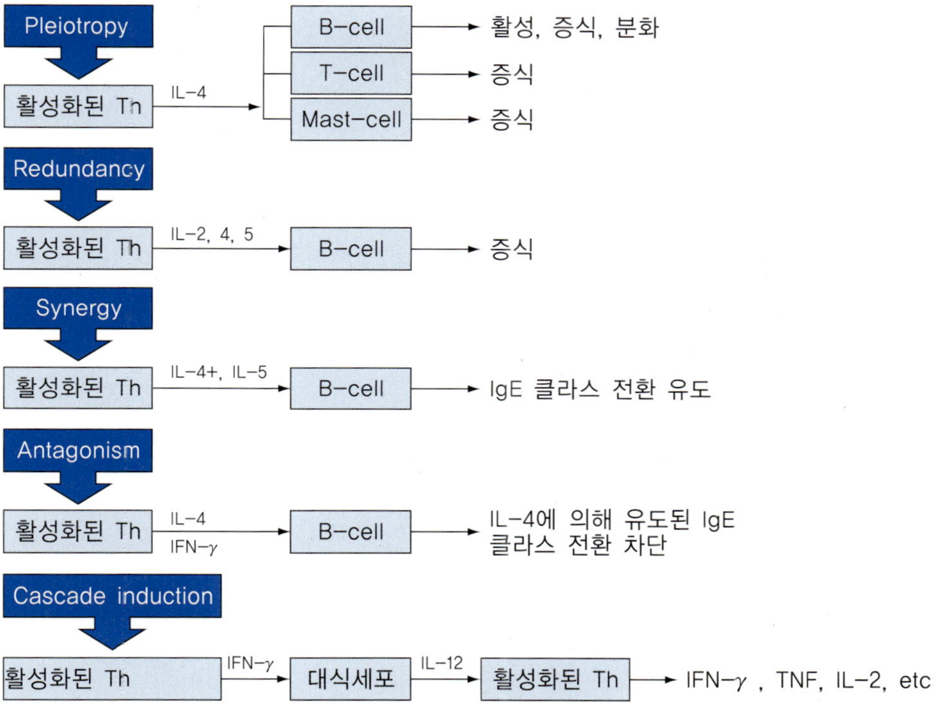

그림 10-6. ▶ cytokine 특성

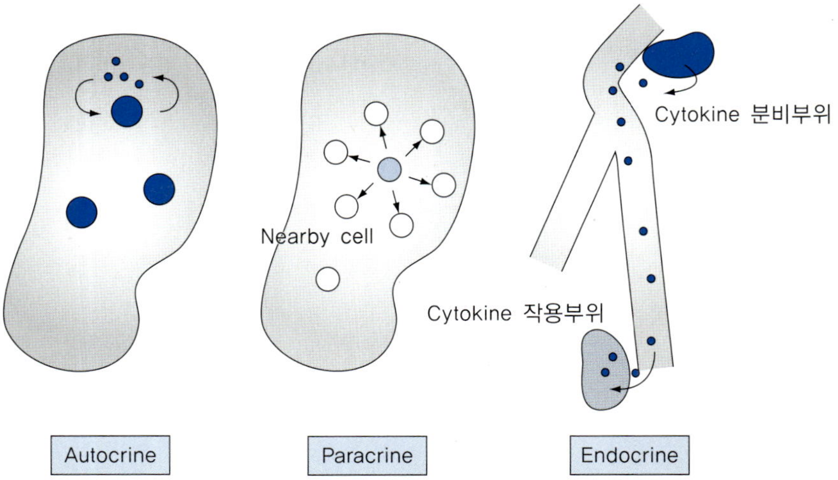

그림 10-7. ▶ cytokine 작용

2) 기능에 따른 분류

(1) 비특이면역(자연면역)매개 cytokine

① 종양괴사인자(Tumor necrosis factor, TNF)

분자량 17KD 정도(혈청내)의 단순단백으로 활성화된 대식세포에서 주로 생성되며 그 외 항원자극 T-cell, NK-cell, LAK-cell 등에서도 생성된다. 종양세포상의 TNF 수용체에 결합하면, 표적세포의 대사에 변화를 끼쳐서 표적세포를 상해한다. TNF는 대식세포에 작용하여 그 종양상해 활성을 증가시키는 작용도 하며 혈관내피세포에 작용하여 혈전을 형성시키는 작용도 한다. 또한 혈관내피세포에 백혈구의 부착을 증가시키며 뇌하수체에서 prostaglandin의 합성을 증가시켜 내인성발열인자로 작용하며 단핵식세포를 자극하여 IL-1, IL-6분비를 촉진한다.

② IL-1

주로 대식세포가 생성하며 그밖에 림프구의 일부, 호중구, 여러 조직세포에서 생성된다. 주된 작용으로 다른 세포들로 부터 여러 가지 세포활성인자를 생성케 한다(polyclonal activator). 즉, 대식세포나 내피세포로부터 TNF, 섬유아세포로 부터 IL-6, T세포로 부터 GM-CSF를 분비케 한다. T, B세포에 존재(거의 모든 세포에 존재)하는 IL-1수용체에 IL-1이 부착하면 활성화되어 T세포의 증식과 B세포의 분화가 유도 된다. 특히 T세포는 IL-2수용체를 발현하고 IL-2생성을 하며 T세포의 증식이 이루어진다.

③ IL- 6

활성T-cell, 대식세포, 단구, 혈관내피세포, 섬유아세포 등에서 생성되며 B-cell 분화에 관여한다. 간세포에 작용하여 섬유소원(fibrinogen)과 같은 급성반응단백 합성을 증진시킨다.

④ IL-8

저분자량의 염증성 싸이토카인으로 활성화된 단핵식세포, 내피세포, 섬유아세포 또는 상피세포, 혈소판, 항원자극 T-cell 등에서 합성된다.

염증반응의 주된 매개체로 호중구, 호산구, 호염기구 및 림프구의 화학주성인자 및 활성화 작용에 관여한다.

⑤ IL-10

T-cell(Th), 활성 대식세포 등에서 주로 생성되며 Th1의 IL-2, IFN-γ 생성 억제 및 대식세포의 MHC class Ⅱ 단백질 발현을 억제한다.

⑥ type-1 Interferon(IFN-α, β)

IFN-α, β 가 있으며 IFN-α 는 단핵식세포에서 합성되며 IFN-β 는 섬유아세포에서 합성된다. 주된 기능은 바이러스증식억제, 세포증식억제, 자연살해세포의 세포살해능 증진 및 MHC class I 발현을 증가시킨다.

(2) 특이면역매개 cytokine

① IL-2

주로 보조T세포(CD4$^+$ Th)에서 생성되며 세포독성 T세포(CD+8)에서도 일부 생성된다. IL-2가 분비되면 즉시 IL-2수용체가 발현되어 항원특이성이 있는 T세포가 autocrine 작용을 나타내며 이어서 다른 T세포에 작용하여 증식을 유발시키는 paracrine작용을 나타내기도 한다. 호중구, 대식세포, B세포, NK세포도 IL-2에 반응하며 특히 IL-2의 작용에 의해 활성화된 NK세포가 LAK(lymphocyte activated killer cell)세포이다.

② IL-4

Th2 세포가 주로 생성한다. 주된 기능은 T, B세포의 증식과 활성인자로의 작용과 naive T세포를 Th2세포로의 분화자극과 성장이다. 특히 B-cell의 CD23(IgE의 Fc에 대한 수용체)발현을 유도하여 IgE전환을 자극한다.

③ IL-5

Th2 세포가 주로 생성한다. 주기능은 호산구 성장, 분화 및 활성화이다. 또한 IL-2, 4와 함께 B세포 증식 분화상승작용이 있다.

④ IFN-γ

Th1 세포가 주로 생성하며 NK세포도 소량 생성한다. 세포내 과립계통에 머무는 세균 제거에 관련이 있으며 비특이면역(자연면역), 특이면역모두에서 관련된다. 특히 대식세포 활성기능이 있으며 MHC class-Ⅰ, Ⅱ발현을 증진시킨다. 또한 Th1세포의 분화작용 및 호중구 및 혈관내피세포, NK세포 활성기능이 있다.

⑤ TGF-β(transforming growth factor-β)

항원자극 T세포, 대식세포에서 주로 생성된다. T세포의 증식, 분화억제 및 대식세포의 활성화 억제가 주된 기능이다. 다형핵백혈구 및 내피세포에 작용하여 전염증성(proinflammatory)싸이토카인 효과를 차단하기도 한다.

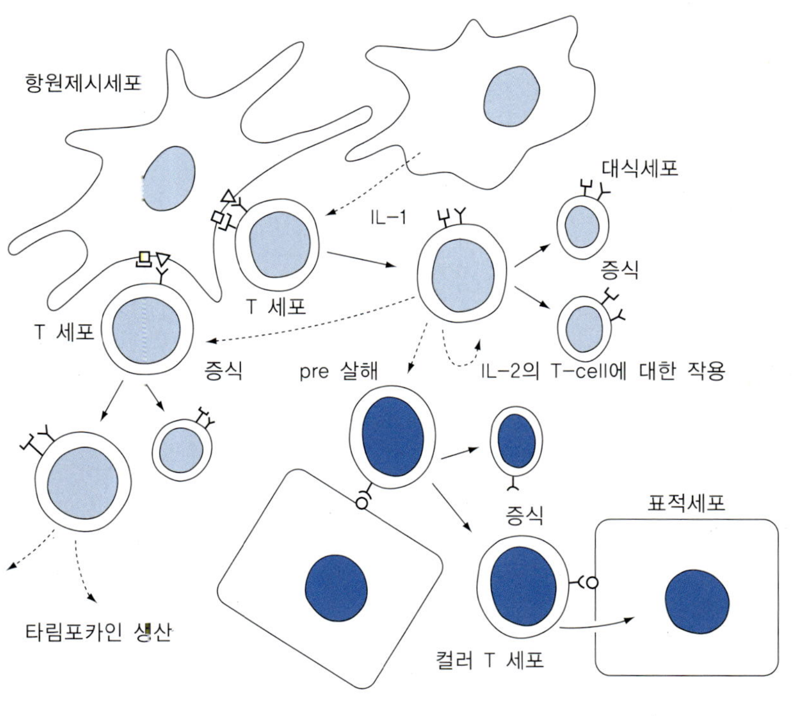

그림 10-8. ▶ IL-2의 T-cell에 대한 작용

(3) 조혈능 촉진(자극)매개 cytokine

① IL-3

보조T세포(Th)에서 주로 생성된다. 미성숙 골수세포의 증식 및 분화를 촉진시킨다.

② CSF(colony stimulating factor)

활성T세포, 활성대식세포, (혈관)내피세포, 섬유아세포에서 생성된다.

GM-CSF(granulocyte macrophage-colony stimulating factor)는 골수계모세포의 성장, 분화유도작용이 있으며 M-CSF(monocyte, macrophage-CSF)는 단핵구 및 대식세포의 분화유도작용이 있고, G-CSF(granulocyte-CSF)는 과립구(다형핵백혈구)로의 분화유도작용이 있다.

표 10-2. cytokine 종류 및 주된 작용

싸이토카인	생성세포	표적세포	주된 작용
IL-1	monocyte, macrophage, fibroblasts, epithelial cells, endothelial cells, astrocytes	T, B-cell, endothelial-cell, 시상하부, 간	상호자극분자활성(염증), 열, 급성기반응단백
IL-2	T(Th1), NK-cell	T, B-cell 단구	T, B-cell 증식 NK, T-cell 활성화
IL-3 IL-4	T(Th) T(Th2)	골수계 모세포 naive T cell	조혈세포 성장분화 Th2세포로의 분화성장
		T, B-cell	B-cell 성장 활성 (IgE로의 isotype 전환)
IL-5	T(Th2)	B-cell 호산구	B세포-성장 및 활성(IgE 생성 촉진), 호산구-성장 분화
IL-6	T(Th2), 대식세포, 섬유아세포	T, B-cell 성숙-B cell Liver	상호자극분자 성장 급성기반응단백
IL-8	대식세포, 상피세포, 혈소판	호중구	활성화 및 화학주성
IL-10	T(Th2)	대식세포	APC활성억제
		T-cell	Th1세포의 cytokine생성억제
IL-12	대식세포, NK-cell	naive T cell	Th1세포로의 분화
IFN-γ	T-cell, NK-cell	단구, 내피세포, 여러조직세포- 특히 대식세포	단구, 내피세포-활성화 MHC-class Ⅰ, Ⅱ 발현증가
TGF-β	T-cell, 대식세포	T-cell, 대식세포	T-cell 성장 및 활성억제 대식세포 활성억제
GM-CSF	T-cell, 대식세포, 내피세포, 섬유아세포	골수계 모세포	성장 및 분화

Chapter 11

학습목표

1. 항원에 대한 면역반응개념을 이해한다.
2. 항원처리 및 제공에 대해 설명한다.

항원에 대한 면역반응: 항원처리와 제시

CHAPTER 11

항원인식때 B세포는 항원수용체로서 세포표면에 부착된 면역글로불린을 이용한다. 이 수용체는 활성화된 후에 분비되는 항체와 동일한 특이성을 가지며 항원으로 수용성단백, 핵산, 다당체, 지질, 화학물질(hapten) 등을 인식한다. T세포의 항원수용체는 TCR이며 인식되는 항원은 항원제공세포나 표적세포의 세포내처리과정에 의해 표면에 나타난 대부분의 단백질-펩타이드 단편이다. 이들 항원과 항원제공세포나 표적세포표면등에 발현된 MHC분자의 결합체로 T세포가 인식한다. MHC-Ⅱ class와 연관된 펩티드만을 인식하는 보조T세포(Th)와 MHC-Ⅰ class와 연관된 펩티드만을 인식하는 세포독성T세포(Tc)이 T세포의 항원인식에 관여한다.

1. 항원처리과정과 항원제시

MHC분자와 관련된 단백질-단편을 만드는 과정은 MHC-Ⅰ, Ⅱ class에 따라 다르다. MHC-Ⅰ class분자는 세포내 단백질(내인성항원:감염세포내에서 생성된 종양단백, 또는 바이러스, 세균단백등)에서 유래된 단백질 절편을 항원으로 제시하고 MHC-Ⅱ class분자는 세포외 단백질(외인성항원)에서 유래된 단백질 절편을 항원으로 제시한다.

1) MHC-Ⅰ class 발현세포에서의 항원처리 및 제공

MHC-Ⅰ class분자를 발현하는 세포는 유핵세포들이다. 내인성항원 단백물질은 세포질에서 프로테아좀(proteasome)등의 단백분해효소에 의해 분해된다. 분해된 단백(펩타이드-단백)은 수송단백질에 의해 소포체막을 통해 이동한다.

소포체에서는 MHC-Ⅰclass H(α)-chain과 β_2-microglobulin의 합성과 결합이 일어나고 이어서 단편화된 펩타이드가 여기에 결합되어 안정된 MHC-Ⅰclass /peptide결합체가 되어 골지체를 통해 세포표면으로 이동된다(그림 11-1).

바이러스는 유핵세포의 세포질에서 복제되어 MHC-Ⅰclass과 결합할 수 있는 세포내 항원을 생성한다. 세포독성 T세포는 이러한 감염된 표적세포를 파괴함으로서 바이러스 확산을 억제할 수 있게 한다.

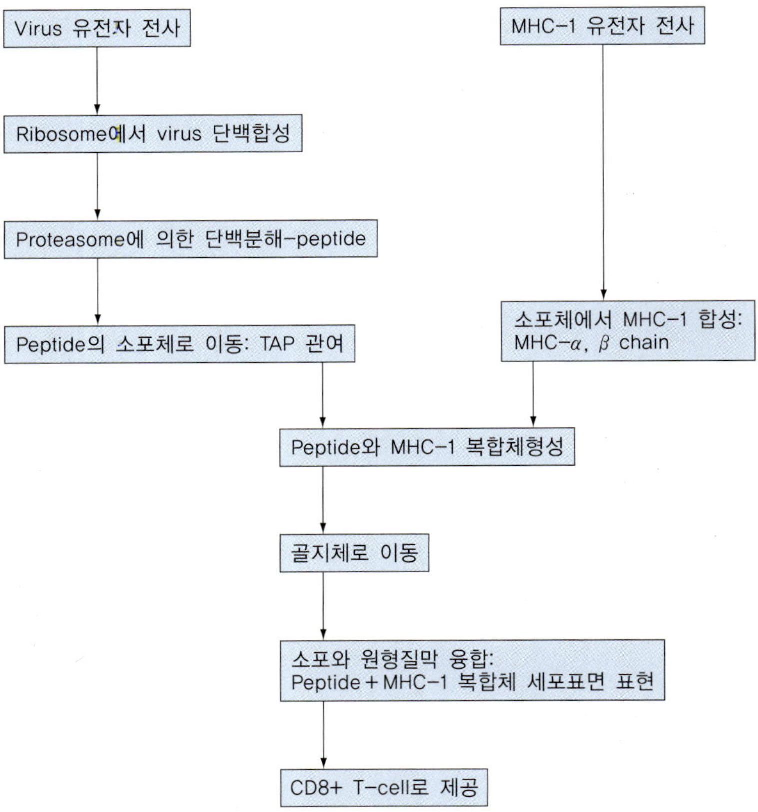

그림 11-1. ▶ MHC-Ⅰclass 발현세포의 항원처리 및 제공

2) MHC-Ⅱ class 발현세포에서의 항원처리 및 제공

MHC-Ⅱclass분자를 발현하는 주된 세포들은 항원제공세포들(antigen presenting cell, APC)로서 대식세포(macrophage), 수지상세포(dendritic cell), 랑게르한스세포(Langerhans cell), B-cell 등이 있다. 특히 대식세포는 IFN-γ에 의해 MHC-Ⅱclass분자가 발현된다. 탐식작용 등에 의해 세포내의 세포질로 이입된(endocytosis) 세포외항원

은 엔도솜(endosome)내의 단백분해효소에 의해 단편-peptide로 분해된다. 소포체내에서는 MHC-Ⅱ class분자의 α, β -chain, 불변-chain(invarient-chain)이 합성되고 결합되어 골지체를 통해 엔도솜(endosome)으로 이동한다. 엔도솜에서 MHC-Ⅱ class분자의 불변-chain이 제거되고 외부단백으로부터 유도된 펩타이드단편이 MHC-Ⅱ class분자와 결합되어 세포표면으로 이동한다(그림 11-2).

세포외항원으로 세균이 탐식등에 의해 세포내로 들어오면 분해 처리되어 MHC-Ⅱ class분자와 결합한다. 분해 처리된 세균단백항원은 MHC-Ⅱ class분자와 결합된 복합체가 되어 보조T세포(Th2)을 활성화하여 B세포가 세균에 대응하는 항체를 생성하여 세균 증식이 억제된다.

일부세균은 세포(대식세포)의 소포(Vesicle)내에서 증식하기도하며 이때는 염증성T세포(Th1)이 세포내 세균을 사멸키위해 대식세포의 활성화에 관여한다.

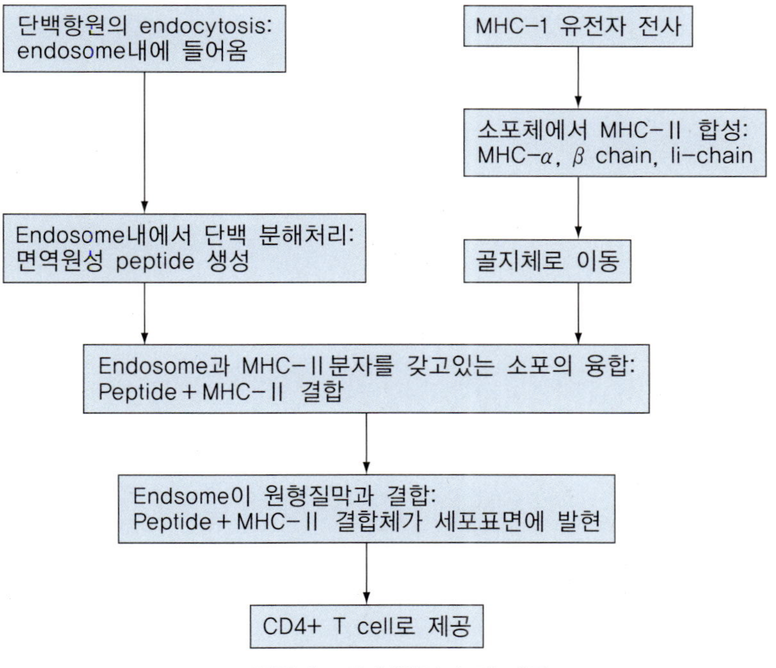

그림 11-2. ▶ MHC-II class 발현세포의 항원처리 및 제공

2. 자기 MHC-제한(Self MHC restriction)

자기 MHC-제한은 T-cell이 외부항원을 인식하고 반응하기 위해서는 표적세포나 항원제시세포막상의 자기-MHC 분자를 제한적으로 인식하는 것이다. CD4 T세포(Th)는 MHC-Ⅱ class에 제한적이고 CD8 T세포(Tc) MHC-Ⅰ class에 제한적이다.

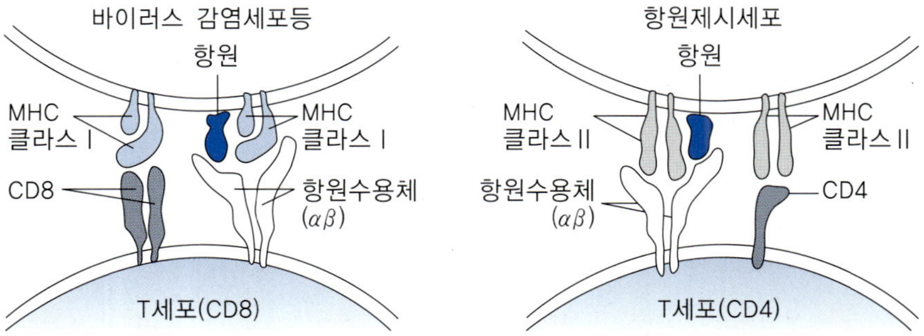

그림 11-3. ▶ T세포의 자기MHC-제한에 따른 항원인식

Chapter 12

학습목표

1. 주요조직 적합성 복합체의 개념을 이해한다.
2. MHC 분자의 구조(MHC 클라스 Ⅰ, Ⅱ)를 설명한다.
3. MHC 유전자 및 MHC항원에 대해 설명한다.
4. MHC분자합성및 표현에 대해 이해한다.
5. HLA-항원검사법에대해 설명한다.
   1) 검사법종류에대해 설명한다.
   2) 미량세포독성법에 대해 설명한다.
   3) MLR검사법에 대해 설명한다.
6. HLA-대립유전자와 질병관계에 대해 설명한다.

주요조직적합성 복합체: MHC

CHAPTER 12

조직을 이식받은 개체가 공여자의 조직 이물질에 대해 조직이식거부반응을 일으키는 경우에 이식적합성을 결정하는 세포표면분자를 조직적합성항원(histocompatibility antigen)이라 한다. 이들 조직적합성항원중 거부반응을 가장 강하게 유발시키는 조직항원을 주요조직적합항원(major histocompatibility antigen, MHA)이라 한다. 주요조직적합항원은 여러 세포표면분자들이 관여하며 이 분자들을 만드는 여러 유전자들은 같은 염색체에 위치하고 있으며 이들의 복합체를 주요조직적합(유전자)복합체(Major histocompatibility complex, MHC)라고 부른다.

MHC 유전자산물은 조직이식거부 반응 및 면역반응조절에 관여하며 그 유전자를 Ir gene(Immune response gene)라고도 한다. 또한 항원 특이적 T세포는 MHC유전자 산물과 비공유결합된 단백항원의 특정부위를 인식한다.

일반적으로 MHC명칭은 사람인 경우 HLA(human leukocyte antigen), 원숭이는 RhLA(rhesus leukocyte antigen), 개의 경우는 DLA(dog leukocyte antigen)등으로 표기하며 예외로 mouse는 H-2(histocompatibility-2), 쥐의 경우는 RT 1(Rat 1)등으로 표기한다. HLA 유전자들은 사람의 제6번 염색체상에 위치하며 각 유전자들이 만들어내는 세포표면분자들은 그 구조, 기능 그리고 세포분포에 따라 HLA-제1항원분자, HLA-제2항원분자, HLA-제3항원분자로 구분한다.

HLA-제1항원분자는 HLA-A, B, C 분자이며, HLA-제2항원분자는 HLA- DR, DQ, DP 분자들이고 HLA-제3항원분자는 보체계의 C2, C4, factor B 등이 속한다. HLA-제1, 제2항원분자들은 모두 세포표면에 표현되는 분자이나, HLA-제3항원분자들은 체액에 분비되는 유리 단백(C4, C2, factorB, TNF)이다. HLA항원 명명법에서, HLA특이성은 유전자의 위치(locus)와 숫자로써 표시하고(예, A5, B8) 일배체형(haplotype)은 개개의 특이성으로 표시한다(예 : A2, B7, CW5, DP1, DQ3, DR9). 또한 현재 연구중인 특이성은 'w'로 표시하며 확인될 때까지 임시적으로 사용된다(Cw7, DRw6). genome분석에 의해 알려진 특이성은 유전자 자리(유전자좌)를 나타내는 문자와 네 개의 숫자로 표시한다(A0101, B0702, C0405) .

1. HLA 항원분자 구조

1) HLA-제1항원(class-I 항원)

HLA-제1항원(HLA-A, HLA-B, HLA-C)분자들은 사람의 모든 유핵세포 표면에 존재한다. HLA-제1항원분자들은 두 개의 polypeptide-chain(glycoprotein)으로 구성되어 있다. 즉 α -chain(Heavy-chain: 43KDa)과 β_2-microglobulin(L-chain : 12, KDa)이다. β_2-microglobulin 유전자는 사람에서는 제15번 염색체상에 위치하고 있다. H-chain은 N-말단으로부터 시작하여 polypeptide 결합부분, 면역글로불린 유사부분, 세포막통과부분, 그리고 세포질 부분으로 구분된다.

세포 밖 친수부위는 세 개 영역(domain) 즉, α_1, α_2, α_3영역으로 구성되어 있으며 그 중 polypeptide 결합부분은 α_1, α_2영역이며 아미노산의 다양성이 가장 많이 일어나는 부위이다. 일반적으로 8~10개 아미노산 펩타이드가 HLA결합부위에 결합한다. 특정 아미노산 펩타이드와 HLA분자의 결합이 일어나는 부위를 고정부위(anchor site)라 한다. HLA-제1항원의 다형성(polymorphism)은 이러한 펩타이드 결합부위(peptide binding groove)의 화학적 표면이 다양하기 때문이다.

면역글로불린 유사영역은 α_3로 구성되어 있으며 항체의 불변영역과 비슷하고 β_2-microglobulin과 비공유결합 되어 있다. 또한 α_3영역에 MHC-1 class분자를 인식하는 세포독성T세포(Tc)에서 발현된 CD8이 결합한다. 막 관통영역은 소수성 아미노산 25개 정도, 세포질부분은 카르복실기말단에 30개의 아미노산으로 구성되어 있고 인산이 결합 되어 있다.

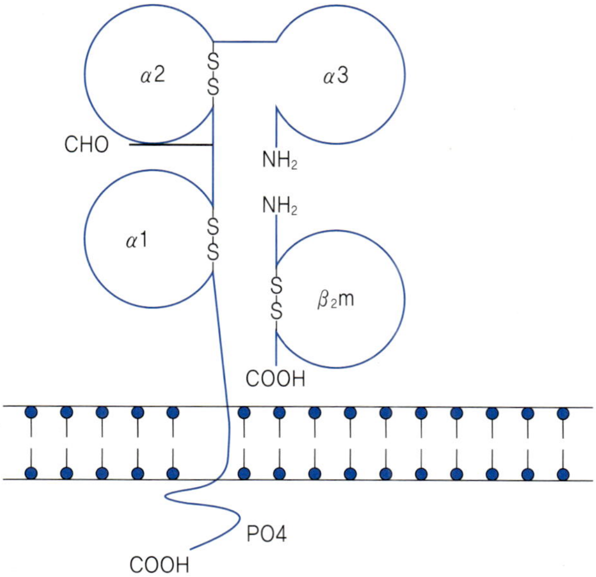

그림 12-1. ▶ HLA-class I 항원분자 구조

2) HLA-제2항원(class-II 항원)

HLA class-Ⅱ 항원들은 주로 대식세포(macrophage), 수지상세포(dend ritic cell), 랑게르한스세포(Langerhans cell), B-cell 등에 존재한다.

HLA-제2항원분자는 2개의 polypeptide-chain 즉 α-chain과 β-chain이 비공유결합을 하고 있으며 이 2개의 polypeptide-chain은 모두 세포질 안에 뿌리를 박고 있다. α-chain과 β-chain을 만드는 유전자들은 모두 HLA 유전자 영역에 위치하고 있다.

α-chain은 약 34,000 dalton, β-chain은 약 29,000 dalton의 분자량을 가지고 있다. 이들도 역시 제1항원분자의 α-chain구조와 마찬가지로 α-chain과 β-chain 모두 세포 밖 친수부위, 세포막 통과 배수부위(세포막내 소수성), 그리고 세포질내 친수부위로 구분된다. 세포 밖 친수부위의 α-chain은 α_1과 α_2영역으로, β-chain은 β_1과 β_2 영역으로 구분된다.

일반적으로 HLA-제2항원분자의 β_1 영역은 항원 다양성이 높은 부위이며 세포막에 가까운 영역인 α_2와 β_2 영역은 불변부위로서 항체의 불변부위와 유사한 아미노산 배열구조를 가지고 있다.

α_1 영역의 다양성은 HLA-제2항원분자에 따라 차이가 있으며 HLA-DR분자의 α_1 영역은 다양성이 없으나 HLA-DQ, HLA-DP 분자의 α1 영역은 항원다양성이 높은 부위이다.

MHC class-Ⅱ에 결합하는 아미노산 펩타이드수는 대개 13~25개 정도이다. 면역글로불린 유사지역은 α_2, β_2영역으로 구성되며 접힌구조를 띠며 아미노산 종류의 변화가 거의 없다. MHC class-Ⅱ분자를 인식하는 보조T세포표면의 CD4분자가 β_2영역에 결합한다. 막관통 영역과 세포질영역은 MHC class-Ⅰ분자와 기능적으로 유사하다.

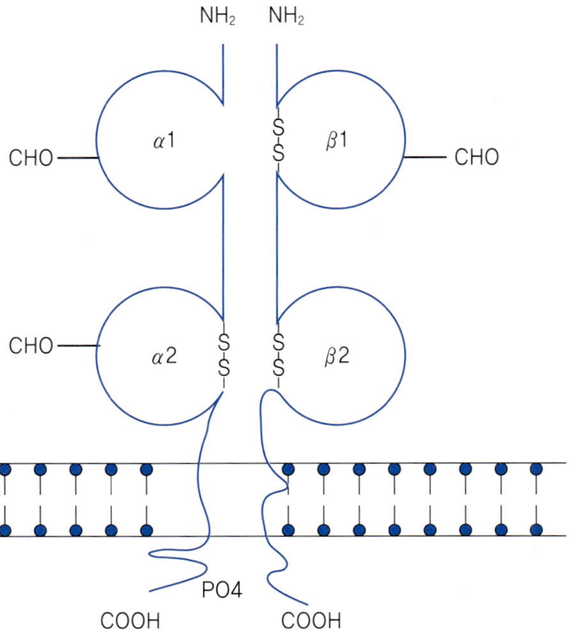

그림 12-2. ▶ HLA- class Ⅱ 항원분자 구조

2. HLA항원의 다양성과 유전

HLA항원은 인간의 전유핵세포의 표면에 단백질의 형태로 존재하며 특히 림프구의 표면에 풍부하게 발현되어 있다. 현재는 HLA항원은 이들 조직에서의 분포와 화학적 구조의 차이가 분석됨에 따라 HLA-A, HLA-B, HLA-C 항원들은 class-Ⅰ 항원으로 class-Ⅰ 유전자좌, HLA-DR, HLA-DQ, HLA-DP 항원들은 class-Ⅱ 항원으로서 class-Ⅱ 유전자좌로 부터 각각 지배되고 있음이 밝혀졌다. 최근에 보체 요소들중 Bf, C2, C4를 유도하는 유전자군이 HLA-B 유전자좌와 HLA-D 유전자좌 사이에 존재함이 알려졌고 이들은 HLA-class Ⅱ 항원으로 class-Ⅲ 유전자좌로 부터 지배되고 있다. 이들 class-Ⅰ, class-Ⅱ, class-Ⅲ 유전자군은 인간 제6번 염색체상에 상호간 서로 근접하여 HLA 유전자좌 영역을 형성하고 있다.

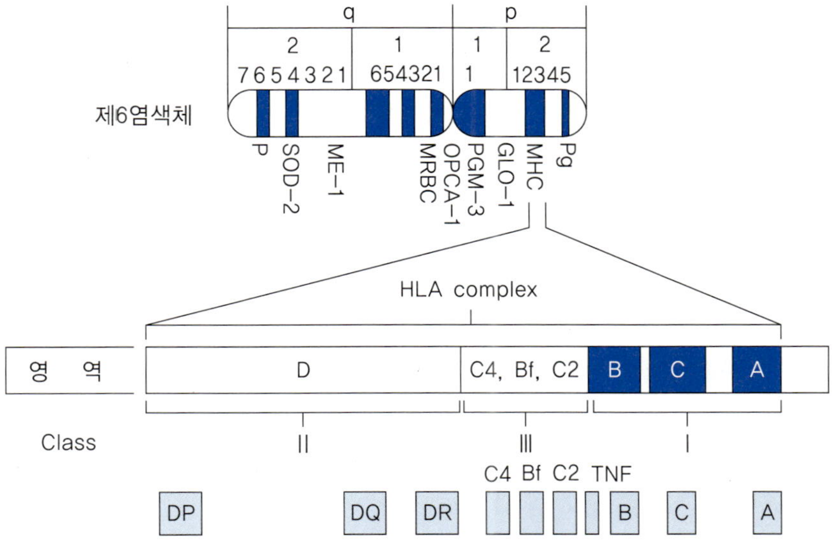

그림 12-3. ▶ HLA 유전자 복합체

HLA의 다양성은 특정유전자좌의 다형성(polymorphism)에 기인하여 나타난다. 즉 HLA의 각각의 유전자좌는 엄청나게 많은 수의 서로 다른 대립유전자를 가지고 있는 다형적인 복합체 중의 하나이다.

한 개의 염색체(상동염색체의 하나)상의 HLA계 유전자들은 한 개의 set를 형성하여 Mendel의 법칙에 따라 유전하게 된다. 이 HLA 유전자들의 set를 haplotype(일배체형)이라 하며 통상 한사람은 아버지에게서 한 개의 haplotype과 어머니에게서 한 개의 haplotype을 받아서 diplotype의 HLA계를 가진다. 즉 한 사람은 2개의 haplotype HLA항원을 표현하게 되는 것이다.

이형접합체인 부모로부터 HLA일배체형(haplotype)이 유전되는 양상을 보면, 제1세대 아버지의 dipoltype[F1-부모 : haplotype(a) × haplotype(b)]와 어머니의 diplotype[F1-부모 : haplotype(c) × haplotype(d)]이 감수분열을 통하여 이루어진 생식세포(ovum, sperm)에서는 각각 하나의 haplotype을 가지게 되고 제2세대(자손)의 체세포에서는 아버지의 한 haplotype와 어머니의 한 haplotype이 합하여져서 다시 diplotype genotype를 이루게 된다. 즉, 아버지의 haplotype-genotype를 a, b : 어머니의 haplotype-genotype를 c, d 라고 한다면 제2세대(자손)에서는 ac, ad, bc, bd 의 각 조합이 가능할 것이다.

부모로부터 같은 일배체형(haplotype)이 자녀들이 물려 받을 경우 조직적합성이 같을 확률은 1/4이다. 실제 검사상 에서도 형제가 4명 이상일 때는 꼭 같은 haplotype-genotype을 가지는 형제 내지는 자매가 나타날 수 있다.

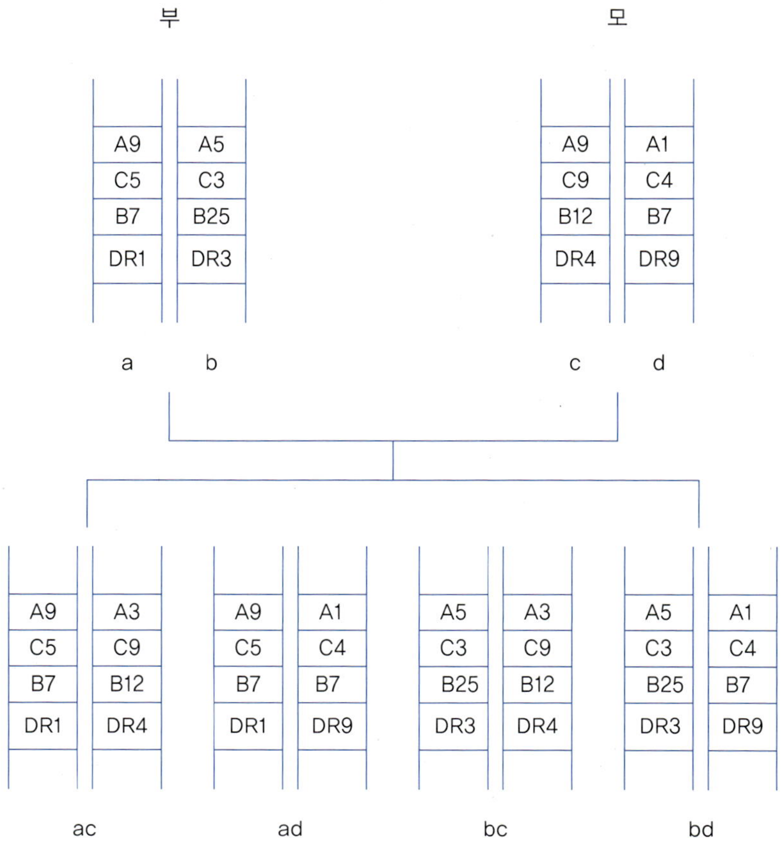

그림 12-4. ▶ HLA haplotype의 유전

HLA유전의 특징에서 연쇄(linkage)유전은, 두 개의 유전자좌가 동일한 염색체상에 근접하여 존재할 때에는 서로 연결하여 후손에게 전달되는 경향이 있다. 이것을 유전자의 연쇄(linkage)라고 하며 MHC의 경우에 haplotype이 이루어지는 것이 바로 이 현상이다. 또한 유전적다형성(polymorphism)은 HLA 유전자좌는 HLA-A, B C, DR, DQ, DP등이 있으며 각 유전자좌에는 다수의 대립유전자들이 있어 이들의 유전적 조합으로 한 개인의 HLA 표식을 하려면 그 haplotype의 종류는 막대하게 존재한다는 것이다.

그러나 실제 검사상 특정연쇄가 발견되어 있다. 즉 무작위로 결합하는 확률보다 월등 높은 확률로 결합하는 유전자좌가 발견되고 있다. 예를 들면 집단 유전학상 백인종에서의 HLA-A1 유전 인자의 발현빈도는 0.19이며 HLA-B8의 발현빈도는 0.16이다. 만일 이 두 개의 유전인자가 무작위로 조합되는 확률은 0.16×0.19 = 0.03이 되겠으나 실지의 측정에서 A1과 B8이 동시에 한 haplotype 에 발현될 확률은 0.128로서 약 4.2배 높다. 이렇게 유전자 빈도에서 계측한 예측치보다 한결 더 큰 실측치를 나타내는 현상을 연쇄 불평형(linkage disequilibrium)이라 한다.

3. MHC 분자 합성 및 표현

MHC분자들은 소포체(RER)에서 합성된다. 소포체에서 합성된 MHC class-Ⅰ분자는 소포체내에서 분해된 항원성 peptide와 결합한다. 펩타이드분자는 세포질내에서 생성된 단백이 proteasome 단백분해효소에 의해 펩타이드로분해된 후 TAP(Transporter in antigen processing)와 결합되어 소포체로 이동되어 MHC class-Ⅰ분자와 결합된다.

MHC class-Ⅱ분자는 항원 펩타이드와 소포체안에서 결합하지 못한다.

MHC class-Ⅰ분자의 펩타이드결합부위에 불변-chain(Ii : invariant-chain)이 결합하여 세포내에서 생성되어 소포체로 이동된 펩타이드와의 결합을 방해하기 때문이다. 엔도솜에서 MHC-Ⅱ class분자의 불변-chain이 제거되고 외부단백으로부터 유도된 펩타이드단편이 MHC-Ⅱ class분자와 결합되어 세포표면으로 이동한다.

4. HLA 항원 검사

HLA 항원검사법(형별 검사법)은 혈청학적 검사법과 세포반응검사법, PCR을 이용한 HLA대립유전자 형별검사법 등이 있다. 혈청학적 검사법으로는 보체의존세포독성반응(complement mediated microcytotoxicity)을 이용하며 HLA-class Ⅰ항원인 HLA-A, HLA-B, HLA-C와 HLA-class Ⅱ항원인 HLA-DR, HLA-DQ는 혈청학적 방법으로 검사가 가능하다. 또한 HLA-class Ⅰ항원 검사에는 말초혈액 림프구를 사용하며, HLA-class Ⅱ항원 검사에는 말초혈액 림프구중 B-cell을 분리하여 사용한다.

세포반응 검사법으로는 림프구혼합배양법(mixed lymphocyte culture, MLR)을 이용하며 HLA-class Ⅱ 항원인 HLA-D 형별 검사가 가능하다. 또한 HLA-DP 검사는 primed lymphocyte typing(PLT)방법으로 검사된다.

표 12-1. HLA-항원검사법

<table>
<tr><td rowspan="2">HLA-항원</td><td>HLA-제1항원</td><td colspan="3">HLA-제2항원</td></tr>
<tr><td>HLA-A, B, C</td><td>HLA-DR, DQ</td><td>HLA-D</td><td>HLA-DP</td></tr>
<tr><td rowspan="2">검사법</td><td>CML</td><td>CML</td><td>MLR</td><td>PLT</td></tr>
<tr><td colspan="2">혈청학적검사</td><td colspan="2">세포반응검사</td></tr>
<tr><td>검체</td><td>말초혈액 림프구</td><td colspan="3">말초혈액 림프구 중 B-Cell</td></tr>
</table>

1) HLA-class Ⅰ 항원 검사법

(1) 원리

HLA-A, B, C형 결정은 백혈구(주로 림프구사용) 막상의 항원과 항체(항-HLA 혈청)를 작용시켜 항원항체반응을 야기케 하고 보체(신선한 가토혈청)를 가하여 세포막 손상을 유발하고 Eosin색소를 가하여 세포질을 염색시켜 판명한다. 염색이 되면 양성이다.

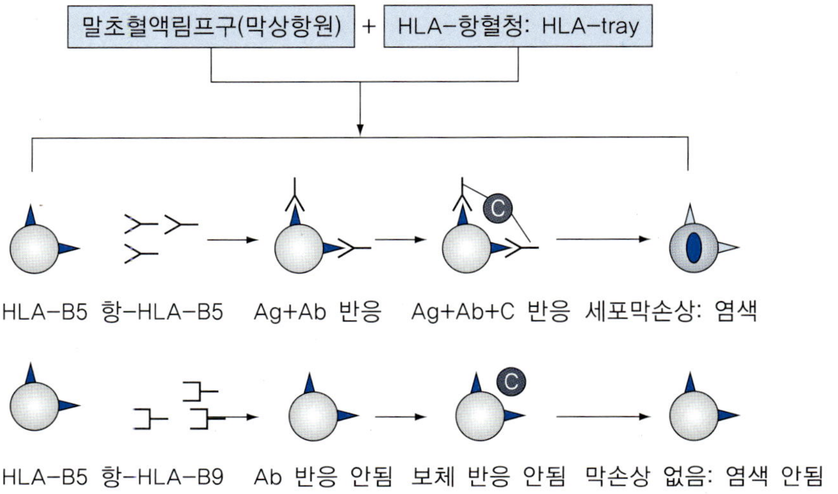

그림 12-5. ▶ HLA형별 판정-미량세포독성법

(2) 시약과 기구

① Ficoll-conray 혼합액[비중 1, 077~1, 078(20℃)] : 9% ficoll 수용액과 33.4% conray 액을 12 : 5로 혼합

② 가토보체 : -70℃보존

③ 3.5% eosin Y

④ 중성 formalin액 : pH 7.2~7.4

⑤ 항혈청이 분주된 HLA시험용 Tray ; Terasaki-Tray(미국 NIH, UCLA)

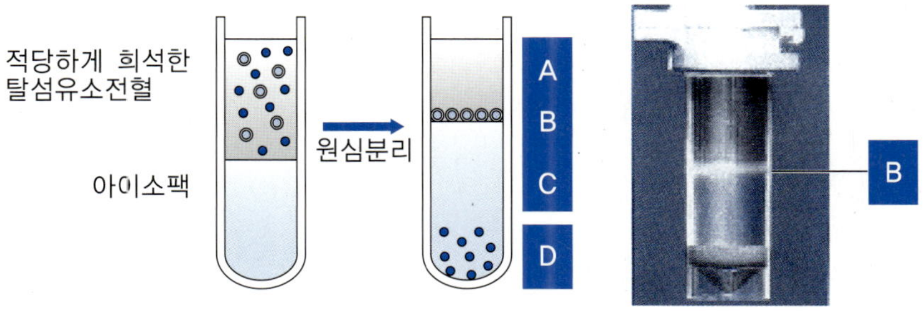

A: 혈장 B: 림프구 C: Ficoll 용액 D: 과립구(혈구포함)

그림 12-6. ▶ 림프구 분리

(3) 분석

① 피검자의 정맥혈액을 채혈하여 ficoll-conray 액상에 놓고 림프구를 분리한다.

② Tray의 Well에 6㎕의 mineral oil(건조방지용)을 넣고 순서에 따라 항혈청 1㎕씩 넣고(상품일 때는 이미 항혈청이 들어 있음) 사용하지 않을 때는 -70℃로 보관.

③ 실온에서 각 Tray의 well에 림프구액을 1㎕을 분주하고 한 시간 두었다가 보체(가토혈청) 5ml씩을 가한다. 다시 한 시간 정치하였다가 eosin액 5㎕를 가하고 5분 후 중성 formalin 10㎕를 가하여 반응을 중지시킨다.

④ well 상에 cover glass를 덮고 현미경으로 검경하여 eosin의 염색된 림프구의 백분율로써 판정기준을 삼는다.

(4) 판정

0 = 혈청이 없거나 판정불능

1 = 음성 〈 10%(죽은 림프구)

2 = 음성 ; 10~19%(〃)

4 = 약양성(±) ; 20~39%(〃)

6 = 양성(+) ; 40~79%(〃)

8 = 강양성(++) ; 80~100%(〃)

염색이 이루어진 세포가 40%이상일 때를 양성으로 판단한다.

2) HLA-class II 항원검사법

HLA-D항원(HLA-DR, HLA-DQ)들은 혈청학적 방법으로 검출이 가능하므로 microcyto-toxicity시험으로 행하여진다. 다만 이 경우에는 T림프구와 B림프구를 분리하여 B림프구만 사용한다. HLA시험용 Tray에는 HLA-A, HLA-B, HLA-C용과 HLA-DR, HLA-DQ용이 있으며 HLA-D항원은 MLR (mixed lymphocyte reaction)방법으로 검사가 가능하다.

(1) MLR(Mixed Lymphocyte Reaction) : HLA-D형 판정법

HLA-D항원의 결정법은 우선 HLA-D형이 결정된 림프구들로 이루어진 Panel을 사용한다. 이것을 HLA-D homozygous typing cells(HTCs)라고 하며 "stimulater cells"이 되며 mitomycin처리를 하거나 방사선을 조사하여 HLA-D형이 상이한 세포와 접촉하였을 때 DNA합성이나 세포의 증식이 일어나지 못하도록 조치한 것이다.

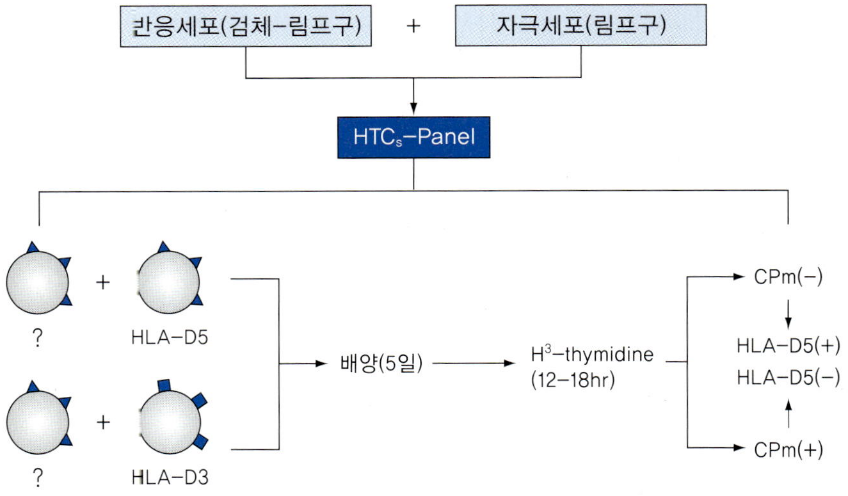

그림 12-7. ▶ HLA형별 판정-MLR법

한편 형을 알고자하는 림프구는 Responder로 아무런 처치를 하지 않는다. 따라서 이 반응은 "one way MLR 반응"이 된다. 실지로 stimulator cells와 responder cell을 혼합하여 5일간 배양하고 거기에 H^3-thymidine을 첨가하여 다시 12시간을 정치하였다가 세포들은 분리하고 그 상청의 방사능 물질은 비우고 세포들은 잘 씻어서 표면에 부착한 방사능 물질을 제거하고 세포자체의 DNA에 편입된 H^3-thymidine의 양을 관찰한다.

만일 Responder cell(형을 결정하고자 하는 세포)의 HLA-D형이 특정한 형이 결정된 stimulator cell의 HLA형과 일치하지 않는다면 DNA합성이 일어날 것이다. 그러나 만일 DNA합성이 일어나지 않는다면 stimulator cell의 HLA-D형과 responder cell의 D형이 같다는 것을 알 수 있다.

5. HLA의 임상응용

HLA항원과 특정 질병의 관련성에서 특정질병(자가면역질환, 특정바이러스성질병, 보체시스템장애, 알레르기성질환 등)에 노출된 경우 특정 HLA대립유전자를 가지는 빈도가 높다. HLA대립유전자와 특정질병의 연관성을 측정하는 방법으로 상대위험도(Relative risk)를 이용할 수 있다.

상대위험도 값이 1이면 특정 HLA대립유전자는 환자군, 전체인구(대조군)에서의 빈도가 같은 빈도로 나타난다는 것이며 그 특정 HLA대립유전자는 질병발생의 위험이 높지 않다는 것을 의미한다. 상대위험도가 1보다 높을 경우 그 특정 HLA대립유전자는 질병과 연관성이 있다는 것을 의미한다.

표 12-2. HLA-대립유전자와 질병관계

질병명	관련-HLA 대립유전자	상대위험도 RR	
강직성척수염	B27	90	$RR=\frac{Ag+/Ag-(질환)}{Ag+/Ag-(대조)}$
다발성경화증	DR2	5	
중증근무력증	DR3	10	
류마티스성 관절염	DR4	10	
Reiter병	B27	37	
Sjogren's 증후군	DW3	6	
SLE	DR3	5	
수면발작(Narcolepsy)	DR2	130	
Goodpasture's syndrome	DR2	16	
유전성혈색소증	A3/B14	90	

한편 HLA항원의 검사가 넓은 범위의 사람들에서 행하여짐으로써 특정 HLA 대립유전자가 어느 인종에서는 그 발현빈도가 아주 높다는 사실이 발견됨에 따라 인류의 발생이나 이동 등의 연구에도 HLA 검사방법이 적용되게 되었다. 예로서, 황인종에서의 HLA-A1의 발현빈도는 불과 1.0% 인데 비하여 백인종에서는 27.0%, 흑인종에서는 6.5%이었다.

6. MHC(HLA)분자의 기능

MHC분자는 비수용성 당단백물질이며 특히 T세포는 MHC분자 발현세포에 결합을 한다. 이때 세포독성T세포는 MHC-Ⅰclass 펩타이드 결합체를 인식하고 보조T세포는 MHC-Ⅱclass-펩타이드 결합체를 인식한다.

MHC-Ⅰ, Ⅱclass 에 대한 서로 다른 MHC유전자산물들이 많이 있으며(다형화) 그중 일부만이 한 개체에서 나타난다. 한 개체에서 나타난 MHC-Ⅰclass 유전자산물들은 최대 6개이고 MHC-Ⅱclass 는 8개 정도이다.

펩타이드조각이 특정MHC분자와 결합할 수 있는지의 여부는 면역반응 조절의 한 방법이다. 성숙한 T세포는 이물질과 반응하지만 자기항원과는 반응하지 않는다. 이러한 항원인식은 흉선의 MHC분자와 관련된 선택과정에서 이루어진다.

MHC의 다형화는 생식세포의 유전자상에서 결정된다. 항체나 T세포수용체(TCR)에서 일어나는 DNA재조합은 MHC에서는 없으므로 MHC유전자는 다양성을 나타낼 수 없다. 따라서 외부단백항원에 대한 MHC분자의 친화력이나 선택성은 항체나 T세포수용체(TCR)보다 낮다.

MHC분자는 수많은 다양한 펩타이드와 결합할 수 있으므로 퇴보적인-결합이라고 한다. 면역반응 증강물질인 인터페론감마(IFN-γ)는 MHC-Ⅰ, Ⅱclass분자 발현을 증강시키며 MHC 유전자의 대립유전자는 상호우성(Codominant)으로 각각의 유전자산물이 세포표면에 나타난다.

Chapter 13

학습목표

1. 과민면역반응의 개념을 정의한다.
2. 알러젠(allergen)을 정의한다.
3. 과민면역 반응기전에 대해 설명한다.
4. 알러지 질환을 설명한다.
5. 비만세포로부터 유리되는 화학매개체들의 작용을 설명한다.
6. 지연형과민반응의 종류및 특징에 대해 설명한다.

과민반응

CHAPTER 13

인체의 면역체계가 외부항원에 대해 부적절한 면역반응을 보여 조직손상등을 야기하는 것이 과민면역반응이다. 과민면역반응은 특정 개체에서 이전에 경험해 본 특정 항원에 대하여 일어나는 것이 특징이다 . 즉 숙주의 전감작상태(presensitized state)를 필요로 한다. Coombs와 Gell의 분류에 의하면 네 종류의 과민면역반응으로 나누어진다(표 13-1). 제1형, 제2형 그리고 제3형 과민면역반응은 항체매개면역반응에 의한 조직 손상으로 즉시형 과민면역반응이라 부르며 제4형 과민면역반응은 세포매개면역반응에 의한 조직손상으로 지연형 과민면역반응이라 부른다.

표 13-1. 과민 면역반응 분류

형	반응 전달체	보체 필요성	기전	특징적 증상
제 1형 아나필락시스반응	IgE	없음	비반세포에 결합된 IgE에 항원이 교차연계 되어 매개인자 분비유도	전신 및 국소 아나필락시스 : 알러지성천식, 고초열
제 2형 세포장애 반응	IgG, IgM	있음	세포표면항원에 항체가 결합 보체매개 세포독성으로 파괴	수혈반응 태아적아구증 Goodpasture's nephritis
제 3형 면역복합체반응 (Arthus 형)	항원.항체 -복합체 (IgG, IgM)	있음	면역복합체의 조직침착, 보체활성염증반응	국소 Arthus반응 전신반응(혈청병, 사구체신염, SLE)

표 13-1. 과민 면역반응 분류

형	반응 전달체	보체 필요성	기전	특징적 증상
제 4형 지연형과민증(세포매개과민면역반응)	감작 임파구	없음	감작림프구(TDTH)가 분비한cytokine에 의한 대식세포 또는 세포독성 T-cell 활성으로 조직손상	투베르쿨린검사 접촉피부염(담쟁이넝쿨독등), 육아종, 이식거부반응

1. 제1형 과민증(Anaphylactic hypersensitivity)

제1형 과민면역반응을 아나필락시스(anaphylatic) 과민반응 혹은 즉시형과민반응이라 한다. 이는 Porter와 Richet(1902)의 동물 관찰실험에서 나타나는 숙주보호면역반응(prophylaxis)과 반대되는 반응의 의미를 지닌 "anaphylaxis" 용어에서 유래된다. 동일한 항원에 다시 노출되어 특정 개체에서 조직 손상을 일으키는 면역반응을 알러지(allergy)라 하며 그때의 항원을 알러젠(allergen)이라 한다.

제1형과민반응 소요시간은 항원에 노출된 후 15~30분 정도이며 때로는 지연(10~12시간 정도)될 수도 있다. 이 반응에 관여하는 세포는, 비만세포, 호염구 세포가 관여하며 혈소판, 호중구, 호산구에 의해 증폭될 수 있다.

anaphylaxis에 관여하는 항체는 일반적으로 reagin 항체라고 부르는 IgE 항체이다. 이 항체는 호염기구(basophils)나 비만세포(mast cell)의 FcR부위에 결합하는 높은 친화력을 가지며 세포친화성항체(cytotropic antibody)이다.

이들 세포에 IgE 항체가 결합된 상태를 감작되었다고 하며 감작된 비만세포 또는 호염구세포의 세포내 과립들이 파괴되면서 활성매개물질(active mediator)이 분비되어 주위 조직에 작용한다(그림 13-1).

anaphylaxis에는 전신성 anaphylaxis(systemic anaphylaxis)와 국소 anaphylaxis (local anaphylaxis)가 있는데 전자는 항원주입 후 수 분만에 호흡곤란, 전신성경련 등의 shock 증상을 일으키고 결국에는 사망하게 되며 후자는 항원주사부위에 발적, 종창을 일으킨다. 과민증(hypersensitivity)을 일으키는 항원(allergen)으로, 단백(이종혈청, vaccines), 약물(penicillin, sulfonamides, 국소마취제, salicylates), 곤충독(벌독, 개미독, 바퀴벌레독), 식물성꽃가루(호밀가루, 개쑥갓, 큰조 아제비, 자작나무), 동물의 털, 비듬(개, 고양이 등), 집안의 먼지, 진드기의 똥, 음식(달걀, 땅콩, 딸기, 해산물, 우유 등), 곰팡이 등이 있다.

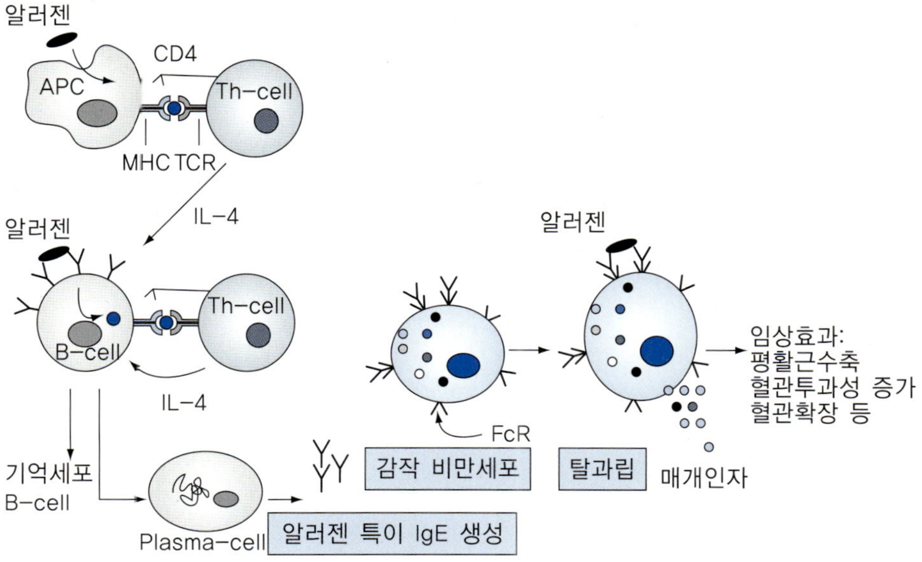

그림 13-1. ▶ 제1형 과민면역반응의 기전

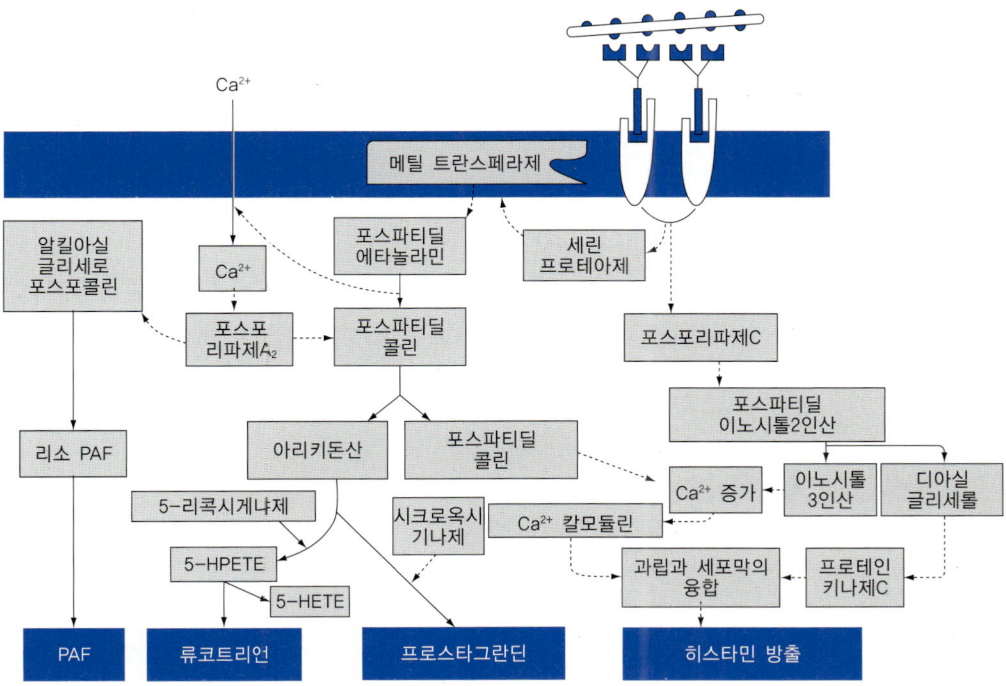

그림 13-2. ▶ 비만세포활성에 따른 생화학적 변화

1) 발생기전

(1) IgE생성 유도

대부분의 알레르기성 IgE생성은 점막표면에서 일어나며 알레르겐은 공기흡입이나 음식섭취에 의해 몸으로 들어온다. 동일항원이 다시 접촉시 알러지 증상이 유발된다. B세포에 의한 IgE 생성은 항원제공세포에 의한 항원제공과 T-cell의 보조(IL-4 등)와 자극에 의해 생성되며 국소적으로 비만세포를 감작시키며 순환혈액내로 들어간 IgE는 호염구세포와 전신조직상의 비만세포와 결합한다. IgE는 혈중반감기가 약 2.5일 정도이나 비만세포등에 감작시에는 길어진다(약 12주정도). 알러지성 질환 및 기생충감염시 IgE가 증가된다.

(2) 표적세포 감작 및 탈과립

알러젠(allergen)에 의하여 생성된 IgE가 결합되는 표적세포는 조직 비만세포와 혈액내의 호염구이다. IgE가 결합하는 Fc수용체(Fcε R)에는 두 종류가 있다. 친화력이 강하며 비만세포와 호염구 표면에 존재하는 수용체를 제1형 수용체(Fcε RI)라 부르며 친화력이 약하며 주로 B-cell, 대식세포, 호산구 표면에 존재하는 제2형 수용체(Fcε RII)로 구분한다.

비만세포 또는 호염구 표면의 Fcε RI에 IgE가 결합된 후에 알러젠이 IgE와 교차연결(cross- link)되어야 세포내 과립파괴(degranulation)가 일어난다. 비만세포와 호염구들은 세포표면에 보체활성으로 생긴 C_3a와 C_5a가 결합되어서도 과립파괴가 유도된다. Fcε RI 의 교차연결이 되면 비만세포와 호염구에서 과립파괴가 유도되는 생화학적 경로가 활성화된다. 활성화단계를 보면 다음과 같다.

① 자극후 생성매개인자 유도과정:

Fcε RI 의 교차연결이 생기면 15초안에 세포막의 인지질(phospholipid)작용으로 세포안으로 Ca^{2+} 이 들어오는 것을 항진시킨다. 증가된 Ca^{2+}는 phospholipase A2를 활성화시켜 phosphatidylcholine (PC)을 lysophosphatidylcholine(Lyso PC)과 arachidonic acid로 분해시킨다. Lyso PC는 세포막 유동성을 더욱 증가시키어 Ca^{2+}의 세포내 유입을 용이하게 한다. arachidonic acid은 제1형과민면역반응의 중요한 반응 매개체인 prostaglandin과 leukotriene으로 전환 된다. 또한 Ca^{2+}은 미소관(microtubule)형성과 미세섬유(micro filament)수축을 항진시킨다.

② 과립내 기존매개인자 유도과정

phospholipase C(인지질분해효소)가 활성화하여 세포막에 존재하던 phosphatidyl inositol(PIP2)을 inositol triphosphate(IP3)와 diacylglycerol로 분해시킨다. IP3는 우선 세포내의 Ca^{2+}농도를 일시적으로 증가시키고 이것이 제2차적 신호전달계로서 작용된다. 또한 diacylglycerol은 곧장 protein kinase C를 활성화하며 이것이 또 하나의 신호전달계가 된다.

이상의 생화학적 경로를 통하여 mast cell의 활성화와 granule들의 세포외로의 방출(탈과립작용)이 촉진됨에 따라 과민면역반응이 초래된다. 이때 칼슘이온의 유입량이 증가하면 과민면역반응이 진행되고 반면에 세포질내 칼슘이온이 고갈되면 억제된다.

2) 제1형 과민면역반응 매개인자

세포내 과립이 파괴되면서 유리되는 매개인자와 세포활성으로 생성되는 매개인자로 구분된다. allergen자극으로 과립이 파괴되면서 분비되는 매개인자는 histamine, serotonin, 단백분해효소 그리고 호산구화학주성인자(eosinophil chemotactic factor : ECF-A), 호중구화학주성인자(Neutrophil chemotactic factor : NCF-A)등이 있으며, 자극 후 생성되는 매개인자는 혈소판활성인자(platelet activating factor, PAF), Leukotrien, prostaglandins 등이 있다. 과립안의 histamine은 수분안에 유리되어 평활근 수축과 혈관투과력 증가 등을 유발시킨다(표 13-2).

표 13-2. 제1형 과민면역반응 매개인자

매개인자	기능	매개인자	기능
(과립내 기존매개인자)		(자극후 생산된 매개인자)	
Histamine	혈관투과성 증가 평활근 수축	Platelet-activating factor(PAF)	혈소판응괴 및 파괴 호흡기평활근 수축
Serotonin	혈관투과성 증가 평활근 수축		
Eosinophil chemotactin factor(ECF-A)	호산구화학주성	Leukotrienes (Slow reactive substance of anaphylaxis ; SRS-A)	혈관투과성증가 호흡기평활근수축
Neutrophil chemotactin factor(NCF-A)	호중구화학주성	prostaglandin	혈관이완작용 호흡기평활근 수축 혈소판 응괴
protease	혈관기저막 파괴		

3) 제1형 알러지질환 및 검사

Coca와 Cooke(1923)는 IgE 항체를 일반 사람에 비하여 많이 산생하는 가계(家係)가 알려져 있는(가족력을 가진) 유전적 소인을 보이는 allergy질환을 아토피(atopy)라고 했다. atopy성 질환으로 나타나는 것으로 기관지 천식(bronchial asthma), 습진, 고초열(hay fever) 등이 있다. 강한유전성을 보이며 다른 동물에서는 나타나지 않는다. 그외 제1형 알러지 질환으로는 알러지성 결막염, 알러지성 비염, 두드러기, 알러지성 위장염 등이 있다.

제1형과민반응의 진단법에는 피부에 미량의 알러젠을 접종하고 수분 후 그곳에 발적이나 부종의 형성여부를 보는 피부 테스트(Skin test)가 널리 시행되고 있다. 이 검사는 항원(알러젠)에 대한 IgE가 존재하면 그것은 피부의 비만세포에도 결합되어 그 부위에서 반응을 일으키는 것을 원리로 하고 있다. Scratch test(피부를 침으로 긁어서 생성된 상처를 이용), Prick test(침선으로 피부를 찔러서 생성한 상처 이용) 등이 있다.

혈청중의 알러젠에 대한 IgE 항체 검사(총 IgE, 알러젠특이 IgE측정)방법에는 RAST(Radio allergo solvent test)법, 효소면역측정법(ELISA), MAST-CLA , MAST-immunoblot분석법 등이 있다. 그리고 알러지 환자에서는 혈액 중이나 점액 중에 호산구가 증가해 있는 수가 많으며 이것은 IgE 항체와 알러젠과의 반응에 의해 비만세포에서 화학전달물질이 방출되면 그로 인하여 호산구가 동원되는 것으로 여겨져 혈중 호산구수 계산 측정도 필요하다.

2. 제2형 과민증(Antibody-dependent cytotoxic hypersensitivity)

제2형 과민증은 세포의 표면항원에 대한 항체(IgG, IgM)의 결합에서 일어나는 조직손상이다. 제2형 과민증의 allergen이 되는 것은 세포표면항원(세포막상의 항원)으로 화학물질(hapten)과 같은 세포외항원이 세포막에 부착되어 제2형과민증을 유발하나 대부분 제2형과민증 항원은 세포내항원이다. 제2형과민증은 수분에서 수 시간사이에 일어나며 IgG, IgM이나 보체가 주로 매개한다. 이들 항체는 세포표면항원에 결합하여 항원 항체 복합체를 형성하고 거기에 보체가 결합하면 세포막 손상이 일어나는데 이것이 세포용해 반응 혹은 세포독성과민반응(cytotoxic hypersensitivity)이다.

1) 작용기전

제2형과민증이 유발되는 과정은 첫 번째로 세포표면항원에 항체가 결합되면 보체의 활성화가 유발되어 C_1~C_9까지의 보체결합 반응과정을 거쳐 표적세포의 막이 파괴되며 이 경우 세포막항원에 대하여 보체 C_3b가 부착하였을 때 특히 C_3b 수용체를 갖는 탐식세포가 부착됨으로서 표적세포의 탐식능력이 촉진되어 표적세포의 막을 파괴시킬 수 있다. 두 번째로 표적세포의 항원에 부착된 항체의 Fc 부위에 대한 수용체를 갖는 phagocytes, killer cell 등에 의해서도 표적세포의 막을 파괴시킬 수 있다(ADCC작용).

2) 제2형 과민증 질환

제2형 과민증에 의해 일어나는 질환은 혈액형 부적합 수혈, 신생아 용혈성빈혈(neonatal hemolytic anemia 또는 태아적아구증), 자가면역질환(자가면역성 용혈성 빈혈, 한냉 응집소병, 중증근무력증 등), 약제 유발알러지, Goodpasture' s nephritis 등이 있다.

혈액형 부적합 임신시 예를 들면 Rh(-)의 모친이 Rh(+)의 아이를 출산하고 그로 인하여 태아적혈구항원에 대한 항체를 생산하여 항 Rh-항체를 가지고 있을 때 다시 Rh(+)의 아이를 임신하면 그 항체는 태반을 경유하여 태아에게 들어가 태아의 적혈구에 반응한다. 이때 태아의 적혈구는 파괴되어 빈혈이 생기며 출생후에는 황달이 심해진다(신생아 용혈성질환).

적혈구에 대한 한냉 자가항체를 지닌자가 춥게 되면 체온이 떨어진 미소부에서 적혈구에 한냉자가항체가 결합하여 순환하여 정상체온부에 도달한 경우 보체의 활성화가 되어 혈관내 용혈이 생긴다(한냉 혈색소뇨증).

조직세포에는 호르몬 등의 작용을 수용하는 수용체를 지니는 것이 있지만 수용체에 대한 항체는 다양한 형태로 상해를 가져온다. 근육에는 아세틸콜린에 대한 수용체가 있어 신경말단에서 분비되는 아세틸콜린(acetylcholine)의 작용을 수용하여 근육의 수축이 생긴다. 중증근 무력증에서는 아세틸콜린 수용체에 의한 자가항체가 그것에 피해를 끼쳐 근의 수축부전을 초래한다고 한다.

제2형과민증 진단방법으로 면역형광법을 이용한 손상 조직에서의 순환항체와 병변 조직절편에서의 항체, 보체존재 유무 확인검사가 있다.

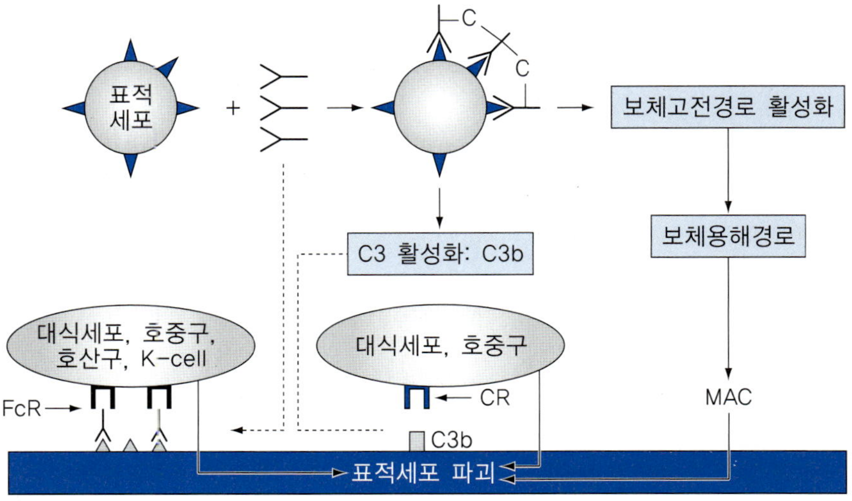

그림 13-3. ▶ 제2형 과민면역반응의 기전

3. 제3형 과민증(Immune complex mediated hypersensitivity)

항원-항체 복합체 즉 면역복합체(immune complex)가 조직 표면에 부착된 후 보체를 활성화 시켜 조직 손상을 받게 하는 것이다. 면역 복합체에 의한 조직손상이므로 면역복합체 과민면역반응이라 부르기도 한다. 면역복합체 침착이 국소적으로 생긴 경우에는 국소 제3형 과민면역반응 그리고 전신적으로 침착된 경우에는 전신 제3형 과민면역반응을 일으킨다.

1) 작용기전

조직에 침착된 면역복합체가 보체를 활성화시켜 C_3a, C_4a 그리고 C_5a등이 생겨 이들 anaphylatoxin이 조직에서는 비만세포에 그리고 혈관안에서는 호염기구에 작용하여 과립파괴를 유도하게 되고 그 결과로 혈관 투과성을 증가시키게 된다.

혈소판도 항체의 Fc수용체를 통하여 면역복합체와 작용하여 응집되어 미세혈전(microthrombus)을 형성하여 혈관 투과성을 더욱 증가시킨다.

또한 C_3a, C_5a 그리고 C_5b67은 화학주성인자로 작용하여 면역복합체가 침착된 부위로 호중구가 모이게 됨에 따라 항원-항체 복합물을 탐식하게되고 동시에 단백분해 효소를 분비함으로써 국소조직의 상해와 염증을 더욱 심화시키게 된다(그림 13-4).

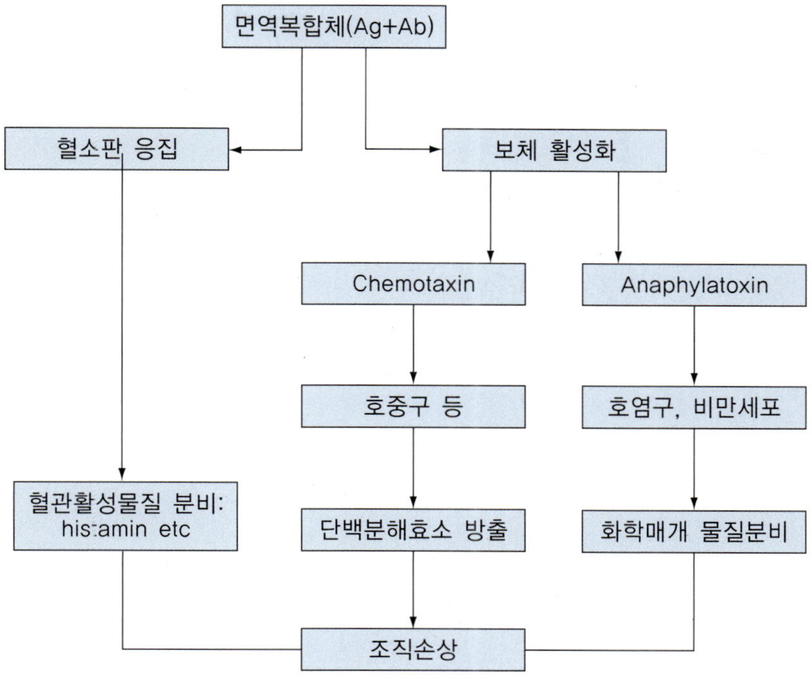

그림 13-4. ▶ 제3형 과민면역반응 기전

표 13-3. 면역복합체에 의한 질병

	면역복합체 침착부위					
	순환 면역복합체	혈관	콩팥	관절	피부	기타
자가면역질환						
rheumatoid arthritis	+	+		+		
SLE	+	+	+	+	+	뇌
polyarteritis	+	+	+			간, 근육
감염병						
leprosy	+		+	+	+	눈
bacterial endocarditis	+	+	+			심장
malaria	+		+			
trypanosomiasis	+	+	+			뇌, 심장
hepatitis	+	+	+	+		간
dangue haemorrhagic -fever	+		+		+	

2) 제3형 과민증에 의한 반응

제3형과민증은 국소적으로 또는 전신적으로 일어날 수 있다. 국소 제3형 과민증의 대표적인 예는 아르터스현상(Arthus phenomenon)이 있다. 항원을 감작동물(특정항원에 대한 높은 농도의 항체를 가지고있음)의 피내 또는 피하에 주사하면 국소면역복합체가 형성되어 4~8시간 후에 피부에 부종(edema)과 홍반(erythema)이 나타나는 아르터스현상(Arthus phenomenon)이 나타난다. 이런 현상은, 곤충에 물린 직후 민감한 사람은 그 부위에 제1형 과민증이 유발되나 4~8시간 후 물린 자리에 다시 가려움과 부종, 홍반이 동반하는 아르터스 현상이 일어날 수도 있다.

다량의 항원이 혈액에 유입되어 항체와 결합할 때 순환하는 면역복합체가 형성되어 여러 부위의 조직을 손상시키는 전신형 제3형과민증이 생길 수 있다. 전신형 제3형과민증 질병으로 자가면역질환(전신성홍반성낭창, 류마티스성 관절염, Goodpasture' s 증후군 등), 감염성질환(용혈성 연쇄상구균감염에 의한 사구체신염, 뇌막염, 간염, 말라리아, 트리파노조마증 등), 약제반응(페니실린과 설포나마이드에 대한 알러지) 등이 있다. 그중에 혈청병은 말에 파상풍 독소 또는 디프테리아독소를 면역시켜 얻은 항혈청을(항독소) 사람에게 주사하면 항체가 생기게 되어 면역복합체를 형성하게 되어 이것이 전신의 조직에 침착 되어 수일 또는 수 주안에 전신에 발적과 부종을 동반한 혈관염, 열, 관절염 등의 증상을 일으키는 경우이다. 또한 용혈성 연쇄상구균 감염에 의한 급성사구체 신염은 항원항체복합체가 신사구체의 기저막 표면에 축적되어 신사구체막의 손상을 초래한다.

진단방법으로는 면역형광법에 의한 조직검사에서의 면역글로불린과 보체의 침전물을 확인하거나, 혈청에서의 면역복합체 존재나 보체농도의 감소 또는 없는 경우를 진단에 이용된다.

4. 제4형 과민증 : 지연형 과민증(Delayed-type hypersensitivity)

제4형 과민증에서는 T-cell이 그 주된 역할을 한다. 따라서 세포매개과민증(cell mediated hypersensitivity)이라 칭하고 반응시간이 제1, 2, 3형 과민증에 비해 더 오래 걸리므로 지연형 과민증(delayed type hypersensitivity)이라 부르 기도 한다.

1) 작용기전

지연형과민반응의 조직손상기전은 T세포와 단구(monocyte), 대식세포 등이 관여한다. 세포독성T세포(Tc)는 직접손상을 주지만 보조T세포(Th1)는 세포독성 T세포를 활성화 시키고 단구, 대식세포를 활성화 시키는 등의 싸이토카인을 분비해서 조직에 손상을 유발시키게 된다.

항원에 한 번 자극되어 이루어진 기억성 T-cell(memory T-cell)들은 다시 그 특이항원을 만났을 때 증식하게 되며(effector-cell), 또한 lymphokines을 방출하게 되는데 이 lymphokines의 작용에 의해 과민증 특유의 증상을 나타내게 된다. lymphokines 종류로서는 MIF(macrophage migration inhibitory), MAF (macrophage activating factor), 마크로파지 주화성인자(macrophage chemotactic factor), 호중구, 호염기구, 호산구 주화성인자, 종양파괴인자(TNF-α β), IFN-γ (interferon-γ), IL-2 등이 있다(그림 13-5).

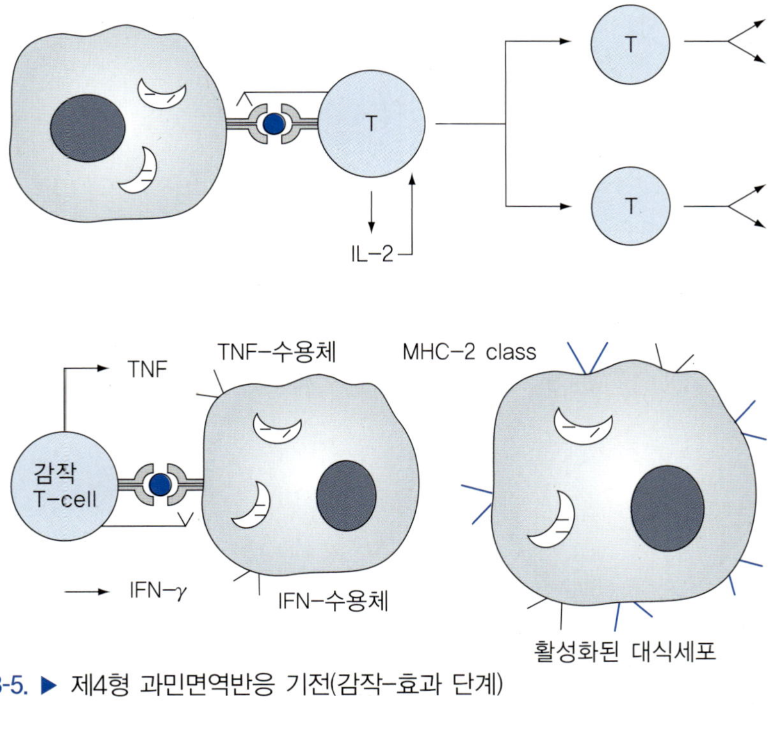

그림 13-5. ▶ 제4형 과민면역반응 기전(감작-효과 단계)

2) 제4형 과민반응형

제4형 과민증은 항원반응부위 반응소요시간, 임상적 증상 등에 따라 과민반응형으로 분류된다(표 13-4).

Koch가 결핵에 대한 예방법 개발을 위한 실험에서 투베르쿨린이라 불리는 결핵균 추출물을 피하에 주사하면 결핵환자에서는 주사부위가 24시간 이후부터 발적되고 통증을 동반하는 부종이 생기는 반면에 건강인 에서는 아무런 변화가 없는 지연형과민반응을 투베르쿨린반응이라 부른다.

Tuberculin과민증 유발에는 랑게르한스세포와 CD4 T-cell이 관여한다. 주사한 항원은 피부의 랑게르한스세포에 의하여 MHC-제2항원과 결합되어 CD4 T-cell에게 전달된다. 감작된 T-cell은 림프절에서 증식되고 지연형과민증을 수행할 수 있는 Td-cell로 분화되어 혈류를 타고 다시 피부로 가게 된다. 다시 동일한 항원이 투여되면 랑게르한스세포가 항원을 전달하여 주고 이 항원자극을 받은 Td-cell은 lymphokine을 생산 분비하게 된다.

IFN-γ 는 단구(monocyte)에 작용하여 단구가 혈관벽 내피세포에 잘 붙게 한다. 혈관벽에 부착된 단구와 대식세포들이 라이조좀(lysosome) 효소 및 lymphotoxin을 분비하여 주위 조직손상을 초래한다.

표 13-4. 지연성 과민반응형 종류

반응형태	접촉형	튜베르쿨린형	육아종 형성
반응시간	48~72시간	48~72시간	21~28일
임상증상	습진	국소의 발적 경화 ± 발열	피부 경화
조직소견	림프구의 침윤, 후기 대식세포 침윤 표피의 부종	단핵구(림프구와 단구), 대식세포	대식세포, 유상피세포, 거대세포 섬유화 ± 괴사
항원 및 부위	상피내 항원 [유기화학물질, 담쟁이넝쿨옻나무, 중금속(니켈, 수은, 크롬)고무 등]	진피내 항원 (tuberculin, lepromin, 리슈마니아)	지속성 항원(결핵균, 나균, 리스테리아, 리슈마니아 등) 또는 이물질(활석, 규토, 석면등)

3) 조직장애 및 진단검사

지연형과민증에서의 조직장애로 감염증일 경우의 예로써 결핵감염에서 볼 수 있는 공동형성, 건락변성(Caseation) 등의 변화, 나환자의 피부에서 볼 수 있는 결절성 육아종성 병변, 천연두나 마진 때의 발진, 단순성 포진 때의 피부병변 등이 있고, 그리고 약제나 중금속 등에 의한 접촉성 피부염, 조직이식 거부반응 등이 있다.

생체내 진단검사에는 파하반응검사로 Mantoux검사, 접촉성피부염검사로 Patch 검사, 생체외 검사로 유사분열반응(mitogenic response)검사, 림프구-세포독성검사(lymphocytotoxic test), IL-2 생성검사법 등이 있다.

Chapter 14

학습목표

1. 면역결핍의 개념을 이해한다.
2. 특이 면역계통을 설명한다.
3. 비특이 면역계통을 설명한다.
4. 후천성면역결핍증(AIDS)에 대해 설명한다.

면역결핍

CHAPTER 14

면역결핍은 면역체계를 구성하고 요소들의 기능장애 또는 결함 등에 의해 발생된다. 이 질병을 면역결핍질환이라 한다. 면역장애 원인에 따라 1차면역결핍과 2차면역결핍으로 구분하며 1차면역결핍을 선천성면역결핍(congenital immunodeficiencies), 2차면역결핍을 후천성면역결핍(acquired immunodeficiencies)이라 한다.

면역결핍의 일반적인 특징은, 다양한 감염원(미생물 등)에 대한 감수성 증가와 일부 암 유발 바이러스에 의한 암 발생이 높다, 또한 자가면역질환 발생빈도가 높으며 임상증상이 매우 다양하게 나타난다.

1. 1차 면역결핍

1차 면역결핍(선천성면역결핍)은 대부분 유전적 결함에 의하여 발생된다. 면역반응의 장애기전에 따라 B-cell, T-cell의 주된 장애로 생기는 특이면역기전과 보체 또는 식세포의 주된 장애로 생기는 비특이면역기전으로 구분한다.

1) 특이면역계

줄기세포(stem cell)의 분화과정의 결핍으로부터 초래되며 T, B세포, 면역글로불린 등의 결함이 관여된다.

(1) 골수, 림프계 줄기세포(myeloid/lymphoid-stem cell)결함 질환

망상체 발생장애(reticular dysgenesis)질환이 있으며 림프구, 과립구가 없으며 적혈구, 혈소판은 정상이다.

(2) 림프계 줄기세포결함 질환

중증복합면역결핍증(SCID)이 있으며 X-염색체 연관성 과 상염색체 결함에서 야기된다. X-염색체연관성 SCID는 림프구증식분화에 관여하는 IL-2, 4, 7, 15수용체의 γ-chain결핍에서 발생한다. 상염색체성 SCID는 ADA (Adenosine deaminase), PNP(Purine nucleoside phosphorylase)유전자 결함으로 dATP, dGTP의 축적이 일어나 세포독성작용이 유발되어 일어난다.

T, B세포수가 감소되며 다양한 세균, 바이러스, 진균, 원충류등의 감염에 감수성이 있다. SCID진단은 B, T세포수 및 면역글로불린 측정이 있으며 골수이식을 통해 치료할 수 있다.

(3) T세포 결함 질환

DiGeorge 증후군이 있으며 제3, 4 인두낭의 발육부전으로 흉선 형성부전을 초래하여 T-cell이 결핍된 면역결핍증이다. 선천성흉선형성부전(congenital thymic hypoplasia) 또는 선천성흉선무형성(congenital thymic aplasia)이라 한다. 치료는 태아 흉선(임신13~14주) 이식수술이 효과적인 치료방법이다.

(4) 혼합면역결핍(Combined immunodeficiency) 질환

혼합면역결핍은 B-cell, T-cell모두에 장애가 있어 항체매개면역반응, 세포면역반응 모두 장애를 가지는 질환으로 림프계 장애는 물론 다른 선천성질환과 동반되어 발생하며 면역결핍질환중 가장 심한 질환이다. 혼합면역결핍의 임상증상과 기전은 매우 다양하다. 감염병은 영아기 초기에서부터 나타나며 예후도 매우 나쁘다. 유일한 치료방법은 HLA항원이 동일한 사람의 골수이식을 받는 것이다.

① 모세혈관확장성 운동실조증(Ataxia telangiectasia)

Louis-Bar증후군이라고도 하며 운동실조(ataxia), 모세혈관확장증(telangiecta sia), 여러 가지 신경반응이상 그리고 면역결핍을 동반하는 질환이다.

IgA결핍이 동반되며 T-cell 수와 기능이 감소되며 B세포수와 IgM농도는 정상이거나 약간 낮다. 세균감염이 잦으며 자가면역질환은 물론 백혈병같은 종양 발생빈도가 높다. 14번 염색체의 H-chain 및 TCR유전자부위 파괴에 의해서 발생된다.

② Wiscott-Aldrich syndrome

혈소판 감소증, 습진 그리고 반복감염이 자주 생기는 질환으로 어린 나이에 B-cell 림프종 발생빈도가 높다. T세포수는 정상이나 제2형 T-cell 비의존항원인 다당체(polysaccharide)항원에 대한 IgM생성이 감소되나 IgG농도는 정상이다. 화농균에 감수성이 높다.

③ MHC결핍증

Bare 백혈구증후군(Bare leukocyte syndrome)으로 불리며 Class Ⅱ MHC transactivator (CⅡTA)유전자 결함으로 항원제공세포(APC)표면에 Class Ⅱ MHC분자가 나타나지 않는다. 그 결과 CD4 T세포의 결핍으로 감염이 잘 일어난다. 수송관련단백(transport associated protein, TAP)유전자가 결여된 개체는 Class Ⅰ MHC분자를 발현하지 못하므로 CD8T세포의 결핍이 초래된다.

(5) B세포 결함 질환

B-cell 결핍질환에서는 포도상구균(staphylococci), 연쇄상구균(streptococci), 폐렴구균(pneumococci) 등의 화농성 세균의 반복감염과 소아마비 Virus의 감염이 자주 생기나 대부분의 경우어 T-cell기능과 수는 정상이며 B세포 수는 정상이거나 낮고 면역글로불린 농도도 낮다.

① X-linked agammaglobulinemia

일명 브루톤 X-연관 무감마글로불린혈증(Bruton's X-linked agammaglo bulinemia)이라고도 한다. 이 질환은 B-cell만 선택적으로 장애가 있는 전형적인 B-cell결핍 면역질환으로 1752년에 보고된 최초의 면역결핍질환이다. B세포수와 모든 종류의 면역글로불린농도가 매우 낮거나 거의 검출이 안되는 것이 특징이다. 이 질환은 B세포의 tyrosine kinase(btk)라 불리는 신호전달물질의 결함으로 인하여 발생되며 B세포 성숙이 일어나지 않는다. 따라서 말초혈액 중의 B-cell은 결여되어 있고 조직과 림프절 중의 항체를 함유하는 형질세포는 없다. 진단에는 B세포수와 γ-globulin정량을 실시하며 치료에는 γ

-globulin을 정맥 또는 근육주사를 행한다.

② **일시적 저감마글로불린혈증**(transient hypogammaglobulinemia)

출생 후 3개월된 정상신생아는 이때부터 자신의 IgG를 생성하기 시작한다. 그러나 출생 후 2~3년 후에 IgG 합성이 시작되는 경우가 있다. 이러한 IgG합성의 지연은 보조T세포 기능의 결여에서 초래된다.

③ **공통가변성 저감마글로불린혈증**(Common variable hypogammaglobulinemia)

주로 청장년기(20~30대)에서 혈중 항체 감소(IgG, IgA)와 화농성세균 및 장내원충류의 반복 감염을 동반하는 면역결핍질환으로 획득무감마글로불린혈증(acquired agammaglobulinemia)이라고도 한다. 대부분의 환자에서 보조T세포 및 B세포의 감소, B세포의 형질세포로의 분화단계 장애로 항체 생산에 장애를 가져온다. 특히 화농성 세균에 감수성이 높으며 류마토이드 관절염, 자가면역용혈성빈혈 등의 자가면역질환을 동반하는 빈도가 높다.

진단은 총항체나 IgG 감소가 있으며 치료역시 γ-globulin주사를 실시한다.

④ **선택적인 면역글로불린 아이소타입(클래스) 결핍**(Selective immunoglobulin isotype deficiency)

IgA 단일결핍(selective IgA deficiency)이 가장 흔한 선천성면역결핍이다. IgA 결핍과 동반하여 IgG농도도 낮다. IgA혈중농도는 50㎍/ml 이하로 낮으며 세포표면 IgA를 가진 B-cell 이 형질세포로 분화되는 단계에 장애가 있다. 특히 분비형 IgA는 장 또는 호흡기점막의 국소면역에 중요한 역할을 하므로 IgA결핍환자에서는 점막을 통한 allergen통과가 증가되어 심한 allergy증상을 동반하는 경우가 많다. 그외에 IgG 단일 서브클라스 결핍(selective deficiencies of IgG subclasses)등이 있으며 화농성감염에 매우 민감하다.

⑤ **고IgM 면역결핍**(hyper IgM immunodeficiency)

비정상적으로 IgM농도가 높고 IgA, IgG 농도는 낮게 나타나는 X염색체연계질환이다. 이는 IgM으로부터 다른 종류의 면역글로불린 형태로의 전환이 일어나지 않기 때문이다. 화농성감염에 매우 민감하다. 이 질환의 원인은 X염색체상의 CD40L유전자의 결함에 의해 보조T세포(Th)상의 CD40L을 정상적으로 발현하지 못하기 때문이다. B세포의 활성화를 위해서는 B세포의 CD40과 보조T세포(Th) CD40L의 상호작용이 필요하며 이때 CD40L의 결여는 B세포의 반응을 방해하여 클라스전환이 일어나지 않는다.

표 14-1. 특이성면역세포와 면역결핍질환 관계

질환	T-cell		B-cell	Immunoglobulins		
	세포수	기능	세포수	IgM	IgG	IgA
Peticular dysgenesis	-	-	-	-	-	-
SCID	-/L	-/L	-/L	-/L	-/L	-/L
DiGeorge's - syndrome	-/L	-/L	N/L	N/L	N/L	V
Ataxia telangiectasia	L/V	L/V	L/V	V	V	L/V
WAS	N/L	N/L	N	L	N	H
XLA	N	N	L	L	L	L
CVI	N	N	N	L/V	L/V	L/V
과-IgM 저글로불린혈증	N	N	N	N	L/V	L

- ; 없음 H; 고 L;저 N; 정상 V; 가변적

2) 비특이 면역계

골수세포계통인 식세포, NK세포 등의 장애에서 오는 면역결핍과 보체결함에서 오는 면역결핍은 비특이 면역기능에 영향을 미친다.

(1) 식세포기능 결함

식세포 기능장애는 식세포 숫자의 감소와 탐식의 각 단계 기능의 저하로 생기며 세균과 진균 감염에 대한 감수성이 높다.

① **순환성 호중구감소증**(cyclic neutropenia)

순환혈액 중의 호중구수가 현저히 감소되며 약 1주 동안 지속된다. 이는 호중구생성 조절이 이루어지지 않기 때문이다.

② **만성육아종성질환**(chronic granulomatous disease, CGD)

대식세포와 호중구 등의 식세포의 세균파괴에 중요한 super-oxide생성 장애로 잡아먹은 세균을 죽이는 과정에 장애가 있는 질환이다.

즉, NADPH산화효소(NADPH oxidase) 및 식세포호흡성자극에 관여하는 보조인자물질인 cytochrome b 생성유전자의 결함이 이 질환의 원인이다.

임상적으로 림프절증대(lymphadenopathy), 간, 비장의 비대, 만성누출성림프절이 특징이며 백혈구의 세포내 살해기능은 저하 되어있다. 이 질환은 니트로블루 테트라졸리움 (Nitroblue tetrazolium, NBT)의 환원반응을 통해서 진단된다.

③ 백혈구 부착 결핍증(Leukocyte adhesion deficiency, LAD)

부착 기능장애는 부착분자인 인테그린(integrin)부착분자의 CD11, CD18결함에 의해 발생된다. 결함이 있는 백혈구는 보체 수용체 CR3가 결핍되어 C3b 옵소닌에 대해 반응할 수 없게 된다. 일부 부착분자물질들은 식세포들의 혈관외 유출에 관여하므로 이상이 있는 부착물질들을 가진 백혈구세포들은 화학주성물질에 대한 작용이 억제되기도 한다.

④ 체디악-히가시 증후군(Chediak-Higashi syndrome)

neutrophil, monocyte, 그리고 림프구의 세포질내 과립들이 비정상적으로 결합되어 거대한 세포질과립을 형성(1, 2차과립 융합)하고 phagolysosome이 정상적으로 형성이 되지 않으므로 인해 세포기능장애를 초래한다.

이로인해 거대한 과립을 형성한 호중구는 사멸되어 호중구 숫자가 감소하며 살아남은 호중구들도 lysosome효소 결핍으로 세포내 살균작용이 저하되며 화학주성과 탐식기능도 저하되어 있는 것이 특징이다.

감염에 대한 감수성증가, 혈소판 기능장애로 출혈증상, 메라노사이트 생성 장애로 피부와 안구부분의 백색증 그리고 신경장애 등을 야기 시키며 NK세포 결핍이 따른다.

표 14-2. 백혈구부착결핍에 관련된 integrin-분자

특성	integrin 분자		
	LFA-1	Mac-1(CR3)	CR4(gp150/95)
CD표기	CD11a/CD18	CD11b/CD18	CD11c/CD18
분자구조	$\alpha\beta$ (α Lβ 2)	$\alpha\beta$ (α Mβ2)	$\alpha\beta$ (α Xβ2)
세포분포	림프구, 단구, 대식세포, 과립구, NK	단구, 대식세포, 과립구, NK	단구, 대식세포, 과립구
리간드	ICAM-1, 2	C3bi	C3bi
기능	혈관외유출,	보체수용체기능, 화학주성작용, 과립구부착, 이동, 응집	과립구 부착 및
	T, NK세포의 세포독성		응집

(2) 보체계 장애

각종 보체성분의 유전적 결함은 감염에 더욱 민감해진다. 특히 C3결핍증은 낮은 C3보체 합성이나 I인자(I factor), H인자(H factor)의 결핍에서 발생된다.

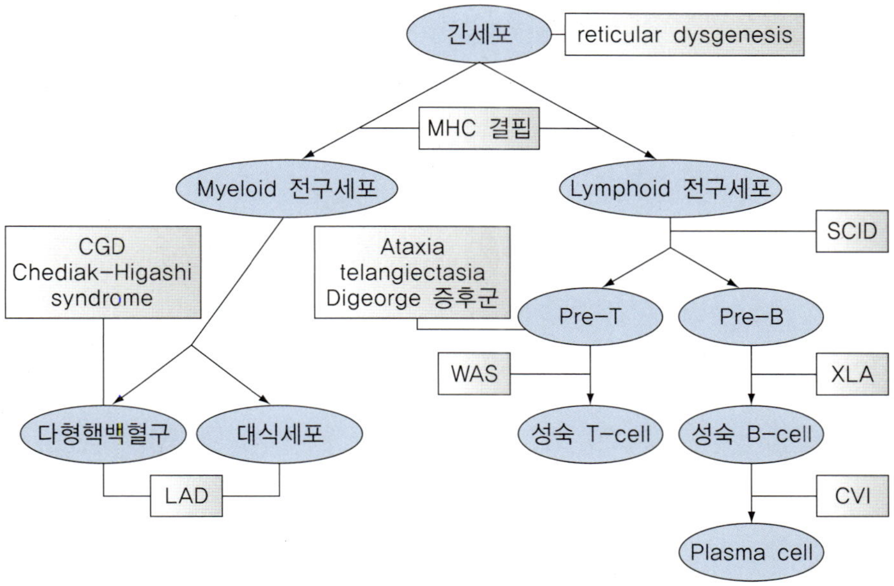

그림 14-1. ▶ 면역체계세포의 발달단계와 면역결핍증 관계

2. 2차 면역결핍

2차 면역결핍(후천성면역결핍)은 영양실조, 면역억제약물, 항암제투여, 암치료시의 X-선 조사, 또는 바이러스, 세균, 진균, 원충등의 감염, 면역세포의 HIV감염 등의 외적인 요인으로 생긴다.

1) 후천성면역결핍증후군(Acquired immunodeficiency syndrome, AIDS)

retrovirus의 일종인 제1형과 제2형 사람면역결핍바이러스(human immunodeficiency virus, HIV-type 1, -type 2)에 의하여 생기는 면역결핍을 획득면역결핍증후군이라 한다. retrovirus는 특이하게 역전사 효소를 가지고 있어 virus RNA로 부터 virus-DNA를 만들며 이 virus-DNA는 감염된 숙주세포의 genome에 끼어 들어 잠복상태로 존재하며 이 virus-DNA가 활성화되면 virus 생성에 필요한 RNA를 만들어 발아현상으로 세포 밖으로 나가게 된다.

HIV는 제1형 HIV(HIV-1)와 제2형 HIV(HIV-2)로 구별한다. HIV-1과 HIV-2 감염에 의한 임상증상은 구별할 수 없으나 이들의 유전자 구성과 항원성은 현저히 다르다.

AIDS의 원인균인 HIV의 발견은 1979년 미국 NCI(National cancer Institute)에서 처음 발견된 후 1983년 Robert Gallo(미국 NCI)에 의해 virus가 분리 동정되어 HTLV-III(Human -T Lymphotropic Virus III)라고 불렀고 같은 시기에 Luc Montagnier 연구팀(프랑스 Pasteure 연구소)에 의해 분리 동정되어 LAV(Lymphadenopathy Associated Virus)라고 불렀으나 현재는 통일하여 HIV(Human Immunodeficiency Virus)라고 부른다.

표 14-3. HIV-1, HIV-2와 SIVagm의 감염력과 병인성

바이러스	동물	감염	AIDS유발
HIV-1	사람	+	+
	침팬지	+	-
HIV-2	사람	+	+
	침팬지	+	-
	rhesus 원숭이	+	+
	Baboon	+	-
SIV agm	African green - 원숭이	+	-
	rhesus 원숭이	+	+

AIDS에서의 림프구의 이상변화를 보면, 보조T세포가 감소되어 CD4 T세포수와 CD8 T세포수의 비율이 역전된다. 면역결핍의 주 원인은 CD4 T-cell수의 감소에 의한 것으로 항원자극에 의한 림프구 증식반응 감소, IFN-γ와 IL-2 생성감소, NK-cell 세포수는 정상이지만 활성이 감소되고 monocyte 화학주성 감소 등이 생긴다.

생체내 기능적 이상은 기회감염균(pneumocystis carinii, Toxoplasma gondii, Cryptosporidium, Cryptococcus neoformance, Candida albicans, Mycoba cterium avium, M. tuberculosis, Cytomegalovirus(CMV), Herpes simplex등)에 대하여 감수성이 증가된다. 또한 특정 종양발생빈도가 (Kaposi's sarcoma, Primary lymphoma of the brain) 높다.

후천성 면역결핍증 감염 및 증식과정을 보면, HIV가 감염되기 위하여는 우선 virus gp120단백이 표적세포의 세포표면 수용체에 결합되어야 한다.

Th-cell의 CD4분자가 HIV의 주요 수용체로 작용하므로 CD4 Th-cell은 물론 소량의 CD4분자를 표현하고 있는 대식세포, 랑게르한스세포, monocyte, 수상돌기세포 등에도 감염이 가능하다.

gp120의 carboxyl기 끝 부분의 아미노산 부위가 CD4분자와 결합하는 부위이다. 표적세포에 결합된 HIV는 gp41에 의해 HIV envelope와 표적세포의 세포막이 융합된다. 융합되어 HIV core가 세포 안으로 들어가게 된다. nucleocapsid가 벗겨지면서 바이러스 증식이 가능하게 된다. HIV RNA는 자신의 역전사효소를 이용하여 DNA를 복제하고 복제된 HIV DNA는 숙주 표적세포의 핵속-genome에 진입하여 숙주 DNA에 삽입되어 섞이게 된다. 이렇게 생성된 provirus는 잠복상태로 존재하면서 표적세포분열과 같이 분열되어 다음 세대 세포로 전파된다. HIV provirus가 활성화되어 virus 구조 단백을 만드는 유전자가 전사 mRNA를 간들고 이들이 번역되어 virus 구조 단백을 합성하게 된다.

합성된 gp41이 세포 원형질막에 끼어들어 변형된 막을 만들게 되고 끼어든 gp41에 gp120이 작용한다. virus RNA가 capsid 단백과 조립된 후 원형질막에 gp41이 끼어들고 gp120과 작용하여 변형된 막을 쓰고 발아된다(그림 14-2).

발아가 심하게 일어나는 세포들은 파괴되나 서서히 발아되는 경우에는 세포는 계속 생존하게 된다. HIV에 감염된 대식세포는 대부분 파괴되지 않고 살아남으며 이들이 HIV 운반자로 작용하여 여러 장기로 virus를 옮기는 역할을 한다.

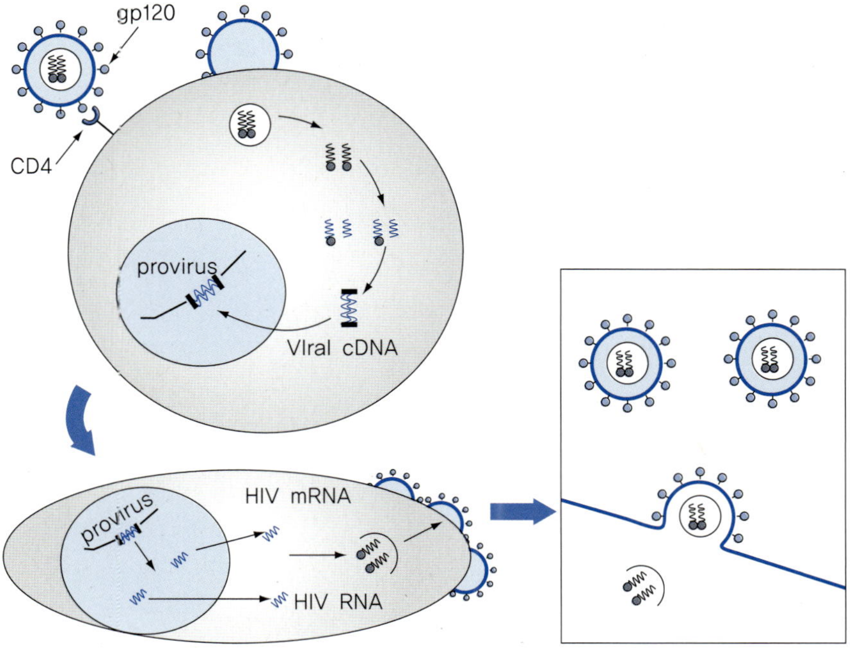

그림 14-2. ▶ HIV 감염단계

provirus로 존재하는 상태를 잠복기라하며 잠복기는 HIV 감염의 특징으로 10년 이상도 지속되고 이 시기에는 대부분 임상증상 없이 지낸다. provirus가 활성화되어 증식이 되어 잠복감염에서 용해 감염(lytic infection)으로 들어가면 급격하게 CD4 T-cell 숫자가 감소하기 시작하면서 임상증상이 나타난다.

2) 노화관련 면역결핍

흉선피질의 감소, 조직내 흉선세포수 및 크기 감소, 억제 T세포의 기능감소 등이 나타나며 자가면역반응이 증가 될 수 있다. 또한 CD4 T세포의 기능감소가 일어난다.

3) 종양 및 다른 질환과 관련된 면역결핍

B세포 결함과 관련된 다발성골수종(multiple myeloma), 만성림프성백혈병(chronic lymphocytic leukemia) 등이 있고 T세포 기능결함과 관련된 것으로는 호지킨 림프종(Hodgkin's lymphoma) 등이 있다. 이들 종양치료 약제는 대부분 면역억제제이다.

기타 이차성면역결핍증을 일으키는 요인으로 빈혈(겸상적혈구빈혈), 당뇨병, 영양불량, 화상, 신장기능부전 등이 있다.

표 14-4. 기회 감염질환

구분	병원균	질환
기생충류	Pneumocystis carinii Toxoplasma gondii Cryptosporidium	PCP 폐렴 CNS 감염증 Cryptosporidiosis
곰팡이류	Candida albicans Crypto. neoformans	칸디다증 CNS 관련증상
세균류	M.tuberculosis avium Strepto. pneumoniae	결핵 폐렴
Virus	Cytomegalovirus(CMV) Herpes Zoster Herpes simplex Epstein Bar virus	망막염 대상포진 단순포진 임파선종

Chapter 15

학습목표

1. 자가면역 개념을 이해한다.
2. 자가면역질환 유도기전을 설명한다.
3. 자가면역질환 분류및 특성에 대해 설명한다.
   1) 장기특이적 자가면역질환 종류및 특성
   2) 전신성자가면역질환 종류및 특성
4. 자가면역질환의 면역학적 진단 및 면역치료요법을 설명한다.
5. 관용을 설명한다.
   1) 관용의 개념을 이해한다.
   2) 관용의 면역적 특성 및 유도기전을 설명한다.

자가면역

CHAPTER 15

면역계에 이상이 발생하면 개체자신의 조직-세포 또는 구성성분들은 개체자신에 대해서 항원성을 나타내는 자가항원(autoantigen)이 되며 그 개체 내에서 특이적인 자가항체(autoantibody)가 형성될 수 있다. 이런 자가항원들에 대한 자가항체가 생성되거나 자기조직에 반응하는 T-cell 등에 의한 비정상적인 면역반응, 즉 자기관용에 대한 면역체계의 파괴로 인해 자기구성성분에 대한 면역반응이 유도되는 것을 자가면역(autoim munity)이라고 한다. 만약에 자가항체와 자가항원의 상호작용으로 인한 반응들이 조직손상을 일으켜 임상적 증상을 야기시키면 자가면역성 질환(autoimmune disease)이 나타난다.

1. 자가면역질환 기전(병인)

자가면역질환과 특정 HLA type(HLA-B8, 27, DR2, DR3, CD4, DR5 etc)이 관련성이 있으며 자가면역질환의 기전(병인)에 대한 다양한 이론들은 다음과 같다.

1) 격절항원의 노출(Emergence of a sequestered antigen)

눈의 수정체, 정충 등의 자기항원은 면역계에서 격리되어 있는 이유로 격절항원이라고 하며, 이들 항원이 면역계에 노출된 경우에는 그 항원에 대한 항체가 생성되거나 T-cell이 반응을 일으킨다.

이것은 특정 장기에 존재하는 림프구가 자기항원에 접촉하는 기회가 없었기 때문에 자기항원에 대한 면역관용이 형성되지 못했기 때문이다. 수정체성 포도막염, 남성불임증의 일부는 이와 같은 형태로 발병한다.

2) 자가항원의 변형(Modification)

보조T-cell(Th)의 관용(tolerance) 회피에 의한 자기항원 반응성 B세포의 활성화 기전에 속한다. 대부분은 자기항원에 대응하는 B-cell이 존재하지만, 그 항원에 대응하는 T-cell이 관용(tolerance)상태로 되어 있기 때문에 B-cell을 보조하지 않는다. 따라서 자기항체가 생성되지 않는다.

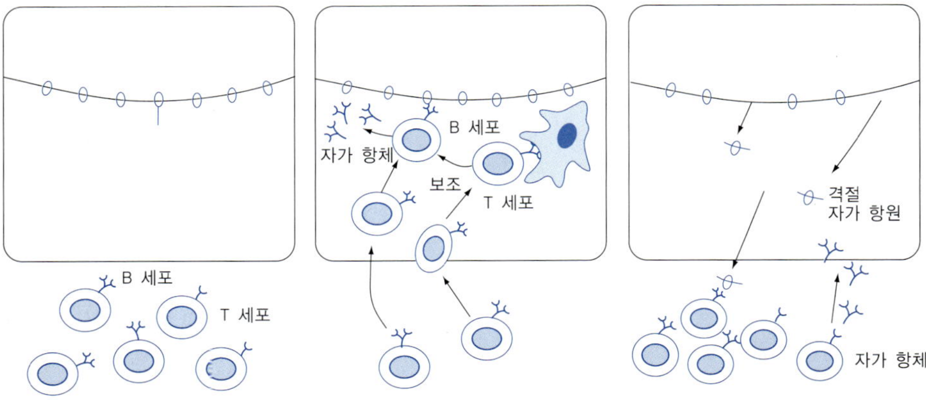

그림 15-1. ▶ 면역계의 격절항원에 대한 자가면역반응

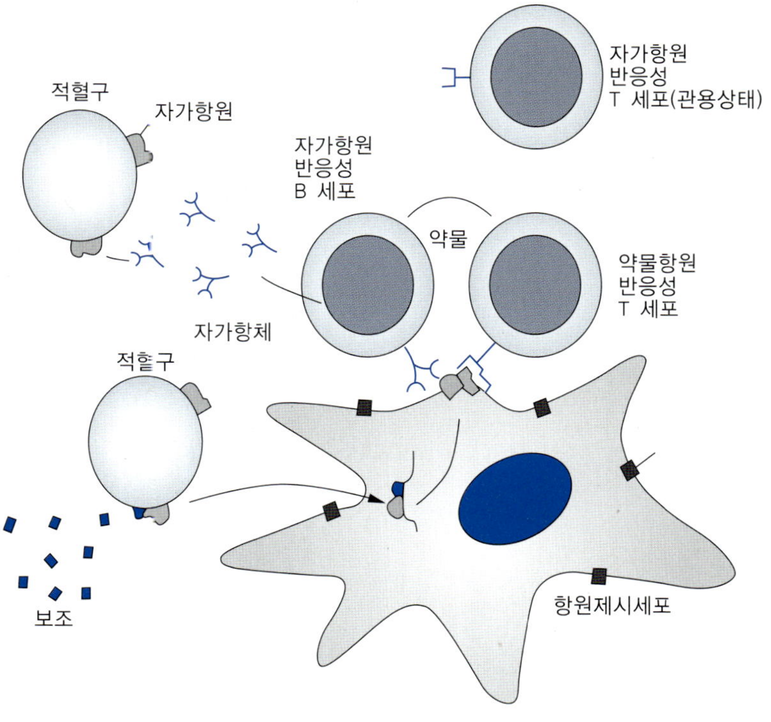

그림 15-2. ▶ Virus 보조 T-cell에 의한 자가항체 생산

그러나 항원물질의 일부에 화학물질(hapten)이 결합하거나 바이러스 등의 미생물항원이 가해지거나 하면 그 부분은 비자기 항원이기 때문에 여기에 보조 T-cell이 반응을 한다. 그리고 동일 분자상의 자기 항원에 대응하는 B-cell을 보조하고 항체생성 세포로 분화시켜 자기항체를 생성시켜 자가면역질환을 유발할 수 있다.

3) 교차반응성 항원의 침입(Cross reactive antigen)

자기항원과 교차반응하는 항원결정기를 가진 특정 미생물항원의 침입에 의해 자가면역질환이 발생될 수 있다. 자기조직의 항원물질과 미생물의 항원물질과의 사이에 공통된 구조(공통항원결정기)에 대한 면역반응은 조직항원에 대응하는 효과세포나 항체생성을 유도할 수 있다. 교차반응의 예로서, 연쇄상구균감염과 류마티스성 심질환, 포도상구균감염과 신장염과 심근염, Klebsiella 감염과 강직성 척수염등의 연계성이 있다.

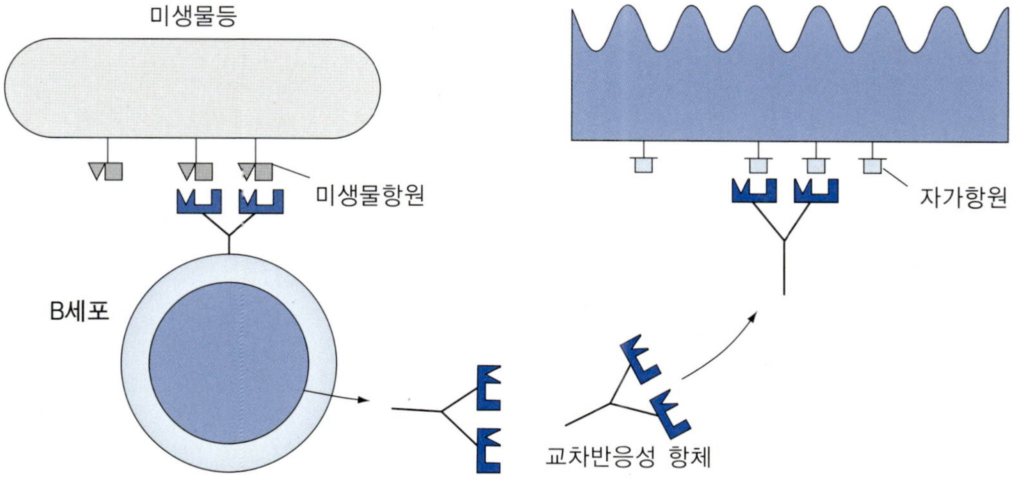

그림 15-3. ▶ 교차반응성항원의 침입에 의한 자가항체생산

4) 다클론성 B-cell 활성화(Polyclonal B-cell activation)

건강인에 있어서도 자기조직에 반응하는 B-cell이 존재하고 보조 T-cell 의 관용 등의 이유로 자기항체 생성을 못한다. 그러나 어떤 경우에는 자가반응성 B-cell들의 직접적인 활성화에 의해 자가항체를 생성하게 된다. 유전적으로 B-cell이 자연활성화를 일으키기 쉬우며 세균성 지질 다당체나 EBV에 의한 B-cell의 활성화가 유도되면 자가항체가 생성될 수 있다.

5) 자가반응성 클론의 도피(Escape of auto reactive clone)

자가 반응성 세포를 흉선에서의 음성선택(negative selection)으로 완전히 기능적으로 제거하지 못하면 자가면역질환의 원인이 될 수 있다.

6) 억제 T-cell 상실(loss of T-suppressor cell)

자기항원에 대한 면역반응이 억제 T-cell의 존재에 의해 억제되고 있으며 억제 T-cell이 바이러스나 자가항체 등에 의한 장해를 받을 시 자가면역이 촉진된다. 유년성 관절류마티즘 환자의 혈청 중에는 억제T-cell부전에 의한 자가항체가 증명된다.

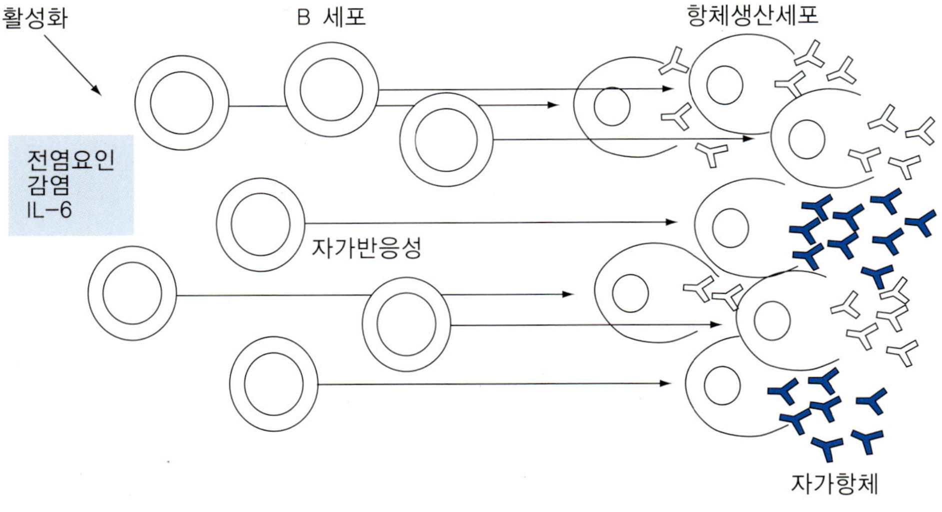

그림 15-4. ▶ 다클론성 B-cell 활성화에 따른 자가항체 생산

2. 자가면역질환

자가면역질환의 일반적 분류는 질환이 발생되는 기관이나 조직에 근거하여 분류한다. 특정한 장기의 항원에 대하여 자기면역현상이 생기고 그 장기가 상해 되는 장기특이적 자가면역질환(organ-specific category : organ - specific autoimmune disease)과 보편적인 조직항원에 대한 자가항체가 생산되어 전신의 장기가 상해되는 전신성 자가면역질환(nonorgan-specific cate gory : systemic autoimmune disease)이 있다.

1) 장기특이적 자가면역질환

(1) 갑상선 기능항진증(Basedow' s disease)

갑상선 상피세포에는 하엽체가 생산하는 갑상선 호르몬(TSH)을 수용하는 수용체가 존재한다. 이 TSH 수용체에 대한 항체가 주 원인이 된다. 이 항체에는 자극형 항체와 차단형 항체가 있으며 자극형항체는 수용체의 ganglioside 부분에 반응하는 항체로 TSH의 결합과 같은 효과를 주어 갑상선호르몬 생성을 유도하여 갑상선기능 항진증을 초래한다.

또한 차단형항체는 당단백부위에 결합하여 TSH의 결합을 저해하여 갑상선기능 저하증(원발성 점액수종)을 초래한다.

(2) 당뇨병(Diabetes)

인슐린 의존성 당뇨병(type-1)과 인슐린 비의존성 당뇨병(type-2)이 있다. 인슐린 의존성 당뇨병은 유년기에 많으며 췌장 β -cell에 대한 자가항체가 원인이 된다. 혈중에 ICA(islet cell antibody)나 ICSA(islet cell suface antibody)가 검출되고 이들 자가항체가 췌장의 islet cell를 파괴하므로써 발생한다. 인슐린 비의존성 당뇨병은 상당량의 인슐린을 주사하여도 고혈당을 교정할 수 없는 당뇨병으로 지방세포 등의 표면 인슐린 수용체에 대응하는 자가항체의 출현이 원인이다.

이 항체는 인슐린이 수용체에 결합하는 것을 방해하고 또한 수용체를 감소시킨다고 생각된다.

(3) 중증근 무력증(Myasthenia gravis)

중증근 무력증은 횡문근의 운동종말판(motor end plates)에 존재하는 아세틸콜린 수용체가 파괴되므로써 발병한다.

이러한 파괴는 아세틸콜린 수용체에 대한 자가항체들의 생성에 의한다. 아세틴콜린 수용체에는 α (2개), β , γ , δ 의 다섯 개의 서브유니트가 있지만 그 서브유니트에 대한 자기항체가 생산되고 그것이 수용체에 결합하여 아세틸콜린의 결합을 방해하거나 항체 내지 보체에 결합한 수용체를 K-cell이나 대식세포가 상해함으로써 근육의 기능을 장해하는 것이 병인이라고 생각된다.

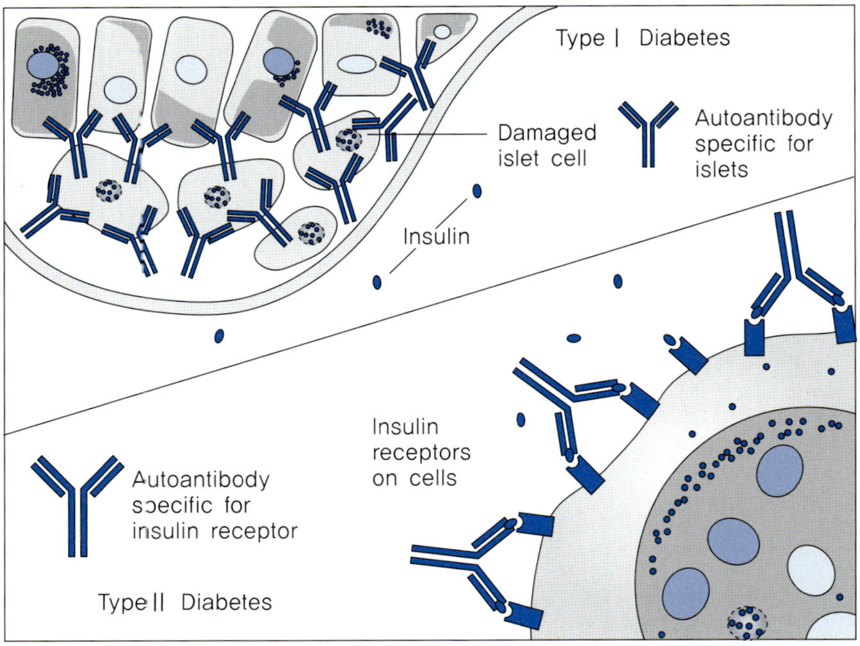

그림 15-5. ▶ 인슐린의존성당뇨병과 비의존성당뇨병

(4) 자가면역성 용혈성 빈혈

자기의 적혈구에 대하여 항체를 생산하여 용혈성 빈혈을 나타내는 질환이다. 37℃에서 적혈구의 주된 Rh항원에 관련한 자가항원에 반응하는 IgG의 자가항체(온식항체)에 의한 것과 4~15℃에서 적혈구막의 Ii 또는 P항원에 반응하는 자가항체(냉식항체)에 의한 것이 있다. 냉식항체에 의한것에는 IgM 항체에 의한 한냉응집소증과 IgG 항체에 의한 한랭혈색소뇨증이 있으며 보체결합성이 강하다.

2) 전신성 자가면역질환

(1) 전신성 홍반성 낭창(SLE)

이질환은 여성들에게 많이 나타나며 SLE의 전형적인 특징은 핵산들에 대한 자가항체들이 생성된다는 것이다. 그 중에서 특히 중요한 것은 DNA에 대한 항체들이다.

이러한 자가항체들은 여러 기전에 의해 조직손상을 일으킨다. 핵항원과 항핵항체가 형성하는 면역복합체가 조직에 침착하여 상해를 가져오는 사구체신염의 경우 사구체 기저막의 콜라겐의 DNA와 친화성이 강한 항 DNA가 반응하여 면역복합체가 형성되어 그것이 사구체에 침착되어 사구체신염을 일으킨다.

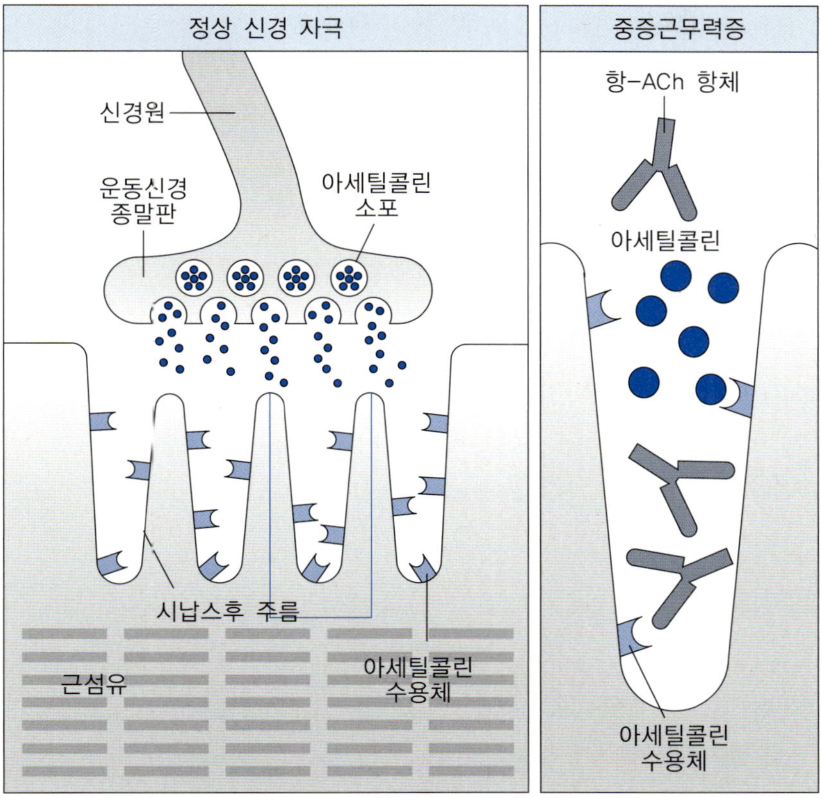

그림 15-6. ▶ 중증근 무력증

또한 면역복합체들은 세동맥의 벽에 침착되어 국소적 조직파괴를 가져오며 관절 활액에 침착되어 관절염을 일으킨다. 또한 항핵 항체들은 파괴된 세포들의 핵과 결합되어 탐식되어져 LE(Lupus erythematosus)세포로 알려진 구조를 갖게 된다. LE세포들은 주로 골수에서 발견되나 혈액에서 발견되기도 한다.

핵산에 대한 항체들이 SLE의 특징이지만 다양한 종류의 다른 자가항체도 생성된다. 예를 들어 적혈구에 대한 자가항체들은 용혈성빈혈을 발병시키고 혈소판에 대한 항체들은 혈소판 감소증을 일으킨다. 기타 증상으로는 발열, 관절염, 안면의 나비형홍반 등이 나타난다.

(2) 류마토이드 관절염(Rheumatoid arthritis, RA)

관절염이 만성으로 지속되어 점점 골막이 파괴되어 관절장해를 일으키는 질환으로 IgG의 Fc부에 대한 자가항체가 원인이며 이 항체를 류마토이드 인자라고 칭한다.

IgG와 류마토이드 인자와에 의한 면역복합체가 관절에 침착하여 보체를 활성화하고 화학주성인자들을 방출하여 여기에 호중구가 반응하여 호중구가 방출하는 활성효소나 리소좀효소 등에 의한 조직상해를 일으킨다. 직접적인 원인은 명확히 알려져 있지 않으며 최근 EBvirus 감염세포에서만 표현되는 핵항원에 대한 항체가 RA환자의 혈청속에 존재한다는 것이 보고되어 RA와 EBvirus와의 관계가 주목되고 있다.

(3) 쇼그렌 증후군(sjogren's syndrome)

누선, 타액선의 자가면역학적 상해에 의한 질환이다. 요, 타액의 분비가 불량하게 되고 눈의 각결막, 구강점막의 건조가 생긴다. 이하선, 림프절의 종대, Raynaud 현상, 관절염, 신염등도 나타난다. 요선, 타액선의 T, B세포의 침윤이 나타난다. 항핵항체로는 SSA(anti-ss-A/Ro Ab), SSB(anti-ss-B/La Ab) 가 나타나는 것이 특징이다.

3) 진단과 치료

자가면역질환과 관련된 자가항원(조직, 세포 등)에 대한 자가항체 및 반응 T-cell의 측정 검사가 있다. 고정항원(세포, 조직)에 대한 자가항체 측정은 면역형광법(immunofluorescence)으로, 수용성항원은 효소면역측정법(ELISA)이나 방사면역측정법 등으로 확인한다.

자가면역질환의 치료는 면역억제재(cyclosporin) 및 소염제(corticosteroid)사용, 흉선제거, 자가항원에 특이적인 백신(T-cell)사용, 단클론항체이용법, 억제성항원펩티드주사 등이 있다.

표 15-1. 자가면역질환의 특성

질환	자가항원	면역반응	진단검사
장기특이적자가면역질환			
에디슨병	부신-세포	자가항체	면역형광법
하시모토갑상선염	갑상선-단백, 세포	TDTH cell, 자가항체	방사면역측정법, 혈구응집법(PHA)
그레이브(Graves')병	TSH-수용체	자가항체 (stimulating)	생체측정, TSH수용체에 대한 경쟁법
굿페스춰 증후군	신장, 폐 기저막	자가항체	면역형광법
자가면역용혈성빈혈	혈구막 단백	자가항체	직접쿰스검사법, 수동혈구응집법
중증근무력증	아세틸콜린 수용체	자가항체	면역형광법, 수용체에 대한 경쟁법
인슐린의존성소아당뇨병	췌장 β -cell	TDTH cell, 자가항체	방사면역측정법, 혈구응집법(PHA)
악성빈혈	위벽세포-내재성인자(IF)	자가항체	면역형광법
특발성불임증	정자(sperm)	자가항체	면역형광법
혈소판감소증	혈소판 막단백	자가항체	면역형광법
전신성자가면역질환			
다발성경화증	뇌, white matter	TDTH cell, 자가항체	면역형광법
강직성척수염	척추	면역복합체	면역형광법
쇼그렌증후군	타액선, 간, 신장	자가항체	면역형광법
류마티스성관절염	결합조직, IgG	면역복합체, 자가항체	면역형광법, 라텍스응집법
전신성홍반성낭창	DNA, 핵단백, 혈구와 혈소판막	면역복합체, 자가항체	면역형광법, 라텍스응집법

3. 관용(tolerance)

동일한 특정항원에 대하여 면역반응을 나타내지 않는 현상을 관용(tolerance)이라 하며 (면역)관용을 일으키는 물질을 관용원(tolerogen)이라 한다. 대부분의 이물질들은 용량, 투여경로, 투여방법 또는 물리화학적 형태 등에 따라 면역원이 될 수도 있고 관용원이 될 수도 있다.

관용은 자가항원(self antigen)에 대한 면역관용 즉 자가관용(self tolerance)과 외부 이물질에 대한 면역관용 즉 획득관용(acquired tolerance)으로 구분된다. 따라서 관용의 중요한 형태는 자기항원에 대해서는 비반응성이지만 비자기항원에 대해서도 관용을 유도할 수 있다. 특히 자가관용은 숙주를 보호하는 중요한 면역기능으로 이 기능이 상실되면 자가면역질환을 일으키게 된다.

관용에는 조직 및 세포에 대한 관용과, 용해성항원 단백등에 대한 관용이 있다. 조직 및 세포에 대한 관용으로는 중증면역억제 개체(치명적인 방사선조사, 약물투여) 등에 조혈줄기세포를 주입시 관용이 유도된다. 동물의 태생초기에 흉선(또는 골수)을 이식하면 공여자의 세포나 조직에 대한 관용이 유도될 수 있으며 이러한 동물을 키메라(chimera)라고 한다. 이러한 방법은 골수이식에 적용되고 있다.

용해성항원에 대한 관용은 흉선의존항원이나 흉선비의존항원에 의해서 나타날 수 있으며 이는 여러 요인들이 관여한다(표 15-2).

표 15-2. 항원체 따른 관용 혹은 면역반응 유도 결정요인

결정요인	면역반응	관용
항원의 물리적 형태	크고, 집합체, 복잡한 분자	용해성, 비-집합체, 상대적으로작고 보다 적은 복잡한 분자, APC에 의해 처리 안된 항원 혹은 class MHC-II 없이 처리된 항원
항원 투여경로	피하 혹은 근육주사	구강, 정맥주사
항원량(dose)	적당량	매우 많은량(때로는 소량)
반응 동물 나이	고연령, 면역적으로 성숙	신생(생쥐), 면역적 미숙
세포의 분화 상태	완전 분화세포 기억T, B 세포	상대적으로 미분화된 세포 IgM만 가진 B-cell, T-cell(흉선피질부에 위치한 세포)

1) 관용의 면역적 특성

관용은 항원의존적 반응이고 특이적이며 면역학적 기억(T, B-cell)을 유도한다. T-cell에 의한 관용이 B-cell보다 오래 지속되며 T-cell의 관용유도는 B-cell보다 쉽게 발생되며 적은 양의 관용원이 요구된다.

관용은 자연적(자가면역질환)으로 혹은 인위적으로(X-선 조사, 약물투여, 교차반응항원의 노출 등)으로 종료될 수 있다.

2) 관용 유도기전

면역관용은 T, B-cell모두에서 일어나며 그 기전은 다음과 같다. 첫째, 클론제거(clonal deletion)는 특정항원과 미성숙단계에서 접촉한 B, T-cell이 제거(apoptosis)되는 것으로, 자가반응성 T-cell은 분화하는 동안 자기항원과 반응한 후 흉선내에서 제거된다(음성 선별). 또한 분화초기의 B-cell도 자기항원과 반응하여 관용을 나타낸다. 세포표면에 IgM만 발현하는 B-cell은 항원 노출 시 면역반응보다 관용을 유도하는 경향이 있다. 클론제거는 흉선, 골수 및 말초림프기관에서도 일어난다.

둘째, 클론무력화(functional inactivation or clonal anergy)는 면역관용원과 작용한 림프구가 기능을 상실하는 것이다. 예로써, 자가반응성 T-cell(보조자극분자 : B7-1, 2 결여)이 항원에 노출 시 항원에 대하여 무반응상태가 되거나 다량의 용해성항원에 노출된 B-cell이 세포표면 IgM발현이 감소되어 항원에 대한 반응이 무력해지는 경우이다.

그 외에, 클론무지(clonal ignorance), 수용체편집(receptor), 항이디오타입 항체(anti-idiotype antibody), 억제 T-cell 등이 관용 유도에 관여하여 자가 항원에 대한 면역반응이 일어나지 못하게 되는 것이다. 특히 B, T-cell 면역관용은 클론제거(clonal deletion)와 클론무력화(clonal anergy)기전에 의하여 주로 발생하는 것으로 알려져 있으나 특성상에는 차이가 있다.

Chapter 16

학습목표

1. 감염에 대한 방어를 설명한다.
   1) 바이러스감염의 면역방어에 대해 설명한다.
   2) 세균감염의 면역방어에 대해 설명한다.
   3) 기생충감염의 면역방어에 대해 설명한다.
2. 감염에 대한 탐식세포의 반응 개념에 대해 설명한다.
3. 화학주성에 대해 설명한다.
4. 세포내 세균사멸의 산소의존및 산소비의존사멸 작용에 대해 설명한다.
5. 자연면역 및 특이면역에서의 대식세포의 역할을 설명한다.

감염방어 면역

CHAPTER 16

감염방어에 대한 면역획득기능은 얻는 방법에 따라 자연면역(innate immunity : 비특이면역), 획득면역(acquired immunity : 특이면역)으로 분류할 수 있으며 특히 초기 미생물의 침입에 대한 비특이적 면역반응으로 국소면역이 있다.

1. 국소면역

비특이적인 방법으로 미생물감염에 대한 방어기능으로 생리해부학적방어(physiological & anatomical barriers)가 있다.

미생물은 생체내에 여러 가지 경로로 침입하게 된다. 생체는 표피로 피복되어 있기 때문에, 태아가 모친으로부터 태반을 매체로 하여 톡소 플라스마, 풍진 · 사이토메갈로 · 허퍼스 등의 바이러스 감염을 받게 되는 특수한 경우를 제외하고는 외계로부터 표피를 통하여 침입한다. 그리고 피부는 각질이 발달해 있으므로, 상처가 있거나(파상풍 등), 병변이 있거나 하지 않으면 미생물은 침입하기 어려우며, 곤충에 의한 상처(일본뇌염 등), 동물의 교상(광견병 등), 주사(간염, AIDS 등)와 같은 특별한 조건하에서만 침입이 허용된다. 따라서, 대부분의 감염증은 점막을 통한 미생물의 침입에 의해서 일어나게 된다.

표피상의 pH가 낮은 것(진피층의 땀샘 또는 피지선에서 분비되는 낮은 PH의 유산과 지방산)도 미생물의 활성을 억제하는 요소가 된다. 또 표피상에는 병원성이 없는 상재균(normal flora)이 서식하고 있어 병원균이 정착하기 어려운 조건을 형성하고 있다.

점막의 표면에는 체액(눈물 수액 · 점액 · 뇨 등)이 존재하며, 그것은 항상 새로운 것의 생성에 의해 체외로 유출하고 있으며 외계에서의 침입물을 세척하는 작용을 하고 있다.

수술 후 등에 객담의 각출이 불량 시에는 폐감염을 일으키기 쉬우며, 요로기형 등으로 뇨의 정체가 생기면 요로감염을 일으키기 쉬운 것이 그 이유이다.

점막표면의 섬모운동은 분비물의 배출을 도와 세척효과에 관여한다. 점막표면을 덮어쓴 체액 중에는 리소자임, 락토페린이라고 하는 항균물질이나 바이러스의 세포부착을 저지하여 항 바이러스 작용을 보이는 단백 · 지질 · 당이 존재한다. 그중 체액 분비물 중에 존재하는 분비형 IgA의 역할이 크다.

점막하 림프 조직 중의 항체생성세포에 의해서 생성된 IgA는 분비성분 이라고 일컫는 펩티드와 결합되어 분비형 IgA로 되어 점막으로 분비되어 점막으로 침입하려는 세균, 바이러스등의 감염성을 소멸시킨다.

2. 바이러스 감염의 면역방어

1) 세포매개면역반응

(1) Tc-cell

바이러스 감염세포의 표면에는 세포막항원 이외에 바이러스 유래의 항원이 존재한다. 세포독성 T 세포(cytotoxic T cell)는 이들 표적세포의 주조직 적합성 항원(MHC, 사람 HLA)과 바이러스 항원과의 조합을 항원 수용체로 결합하고(항원인식), 바이러스 감염세포를 파괴하게 된다.

이러한 과정은, 전구세포독성-T세포가 항원을 인식한 후 증식하고, 세포독성-T세포로 분화하여야 한다. 이 세포독성 T세포의 분화를 보조하는 것은, 다른 T세포(TH-cell)가 항원과 반응한 결과 생성된 인터루킨-2(IL-2)등의 림포카인(lymphokine)이다(그림 16-1).

이 경우, MHC의 대부분의 조직세포에 존재하는 것은 MHC class-I 이고, 바이러스 감염세포를 파괴하는 것은 주로 CD8군의 T세포이다. 세포독성 T세포의 분화를 유도하는 림포카인은 주로 CD4군의 T세포에 의해 형성되지만, 활성화된 CD8군 T세포도 IL-2 등을 생성하며 스스로의 증식과 분화를 유도한다.

(2) NK-cell

바이러스 감염세포 제거의 주역은 세포독성 T 세포이기는 하지만, 세포독성 T 세포가 발현하기까지는 수일을 요한다. 바이러스 감염세포표면의 바이러스 유래 항원에 전구세포독성-T 세포가 반응하여, IL-2 등의 작용을 받아가며 증식하여 실제로 바이러스 감염세포를 파괴하는 세포독성 T세포로 분화하는 데에, 그만한 기간이 소요되기 때문이다.

자연살해세포(NK-cell)는 그러한 과정을 경과하지 않고, 즉시 바이러스 감염세포에 작용하여 그것을 파괴하는 것이 가능하므로, 바이러스 감염의 초기에는 중요한 작용을 하고 있다(그림 16-2).

NK세포는 세포독성 T세포 발현시 까지 바이러스 감염세포를 파괴시킬 수 있으며, 해당 바이러스 감염세포에만 대응하는 특이성은 없다.

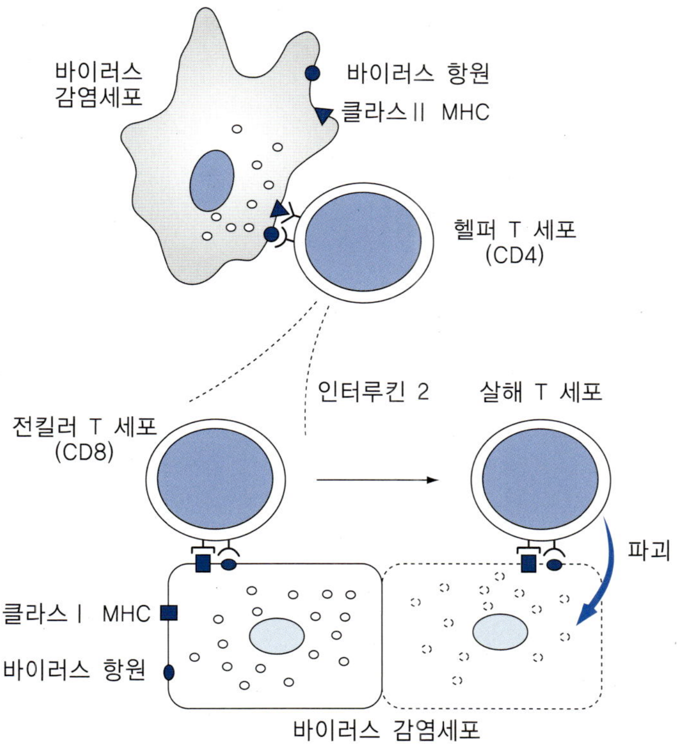

그림 16-1. ▶ T-cell에 의한 바이러스 감염세포의 배제

(3) K-cell

감염되어 수일을 경과하면, 바이러스 항원에 대한 항체가 형성된다. 그 항체는 바이러스항원을 표면에 지닌 감염세포에 결합하게 된다. 세포에 대한 항체의 결합은 보체계의 활성화를 초래하여 세포융해를 가져올 가능성이 있지만, 실제로는 그와 같은 기전은 별로 작용하고 있지 않는 것 같다. 항체가 결합한 세포에 대한 K 세포나 대식세포에 의한 세포상해작용이 관여할 가능성이 있다.

K 세포나 대식세포는 표면에 Fc 수용체를 지니고, 항체의 Fc부와 결합함으로 인해, 항체 분자를 매개로하여 바이러스 감염세포를 상해한다. 이것이 항체 의존성 세포 매개성 세포 독성 ADCC(antibody dependent cell mediated cytotoxicity)작용이다.

2) 항체매개면역반응

일부 바이러스에 관해서는 바이러스 감염세포 배제에 있어서 항체의 의의는 그렇게 높지 않다. 허피스 · 홍역 · 풍진 · 멈프스 등의 일반 바이러스는, 세포내에서의 증식이 끝나면, 발아(budding)에 의해 인접한 세포에 하나씩 감염해 간다. 이들 바이러스는 세포내에 장기적으로 잠재하는 형태를 취한다. 항체는 세포내에 침입하지 못하므로, 이와 같은 바이러스의 배제에는 무력할 것이며, 따라서 세포독성 T-cell 세포군에 의한 바이러스 감염세포의 파괴 작용이 필요한 것이다.

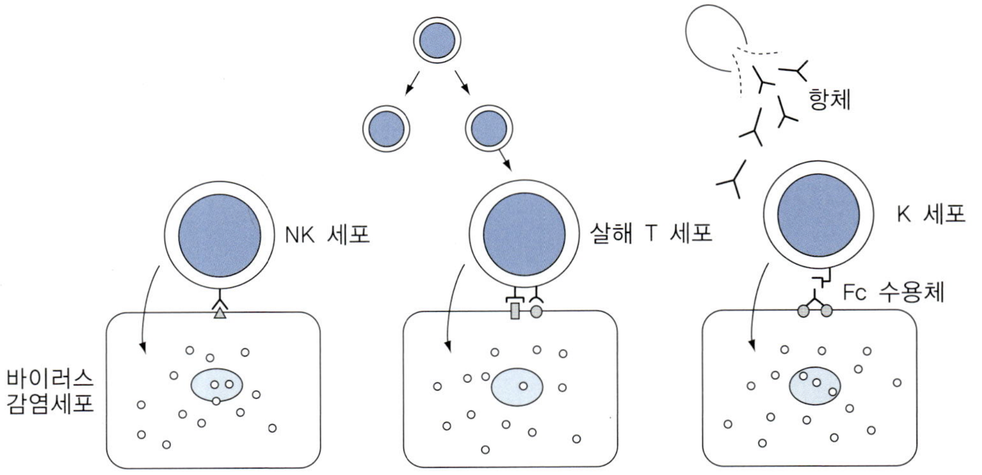

그림 16-2. ▶ 림프구에 의한 바이러스감염세포의 배제

그러나, 바이러스의 종류에 따라서는 세포내에서의 복제과정이 완료되면 성숙한 바이러스는 숙주세포를 파괴하고 일제히 방출되어서 새로운 세포에 감염해 가는 세포용해형(cytolytic)의 증식양식을 가진 폴리오나 콕사키와 같은 엔테로 바이러스와 일본뇌염이나 뎅귀 출혈열과 같은 아르보 바이러스에 대해서는, 바이러스가 세포 밖으로 방출된 단계에서 결합하여 중화하는 항체의 존재가 그 증식저지에 유효하다(그림 16-3).

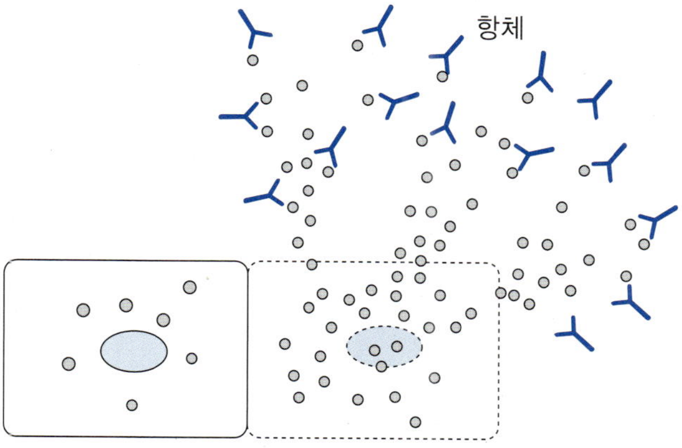

그림 16-3. ▶ 세포용해 증식 바이러스에 대한 중화항체 반응

항체에 의한 바이러스중화 역활은 세포에 바이러스 부착능력을 소실케 하여 불활성화 시키는 것이다. 바이러스에 결합하여 불활성화하는 중화항체는 주로 IgG 클라스에 속해 있으며 IgG_1과 IgG_3, 특히 IgG_1 서브클라스(sub-class)가 중요한 것 같다. 또한 국소적으로 IgA 항체도 관여한다. 항체와 결합한 후, 활성화 된 보체의 작용을 받은 바이러스는 보다 강한 상해를 입는다.

3) 인터페론

바이러스는 활성화된 대식세포에 의해서도 불활성화 되지만, 대식세포의 활성화에는 항원과 반응한 T세포가 생성하는 인터페론-γ 등의 림포카인이 관계한다. 인터페론-γ의 바이러스 증식억제작용은 인터페론-α나 β 정도로 강하지 못하나, 대식세포의 활성화나 B 세포 분화 유도의 작용도 지니고 있다. 바이러스의 감염을 받은 섬유아세포나 상피세포에서는 인터페론-β가, 대식세포나 림프구에서는 인터페론-α가 생성되고, 바이러스의 증식을 억제한다.

인터페론은 바이러스 증식억제작용을 지니고 있을 뿐 아니라, 세포독성 T세포(cytotoxic T cell)나 NK 세포의 증강작용도 있음으로, 살해 세포의 활성화에 의한 바이러스 감염세포의 파괴에도 관여하고 있다고 할 수 있다.

발열도 바이러스의 증식억제에 관계가 있다. 일반적으로 바이러스는 고온에서는 증식하기 어렵고 면역계의 반응은 오히려 왕성하며 염증반응이 생기는 것은 그 측면에서도 의의가 있다.

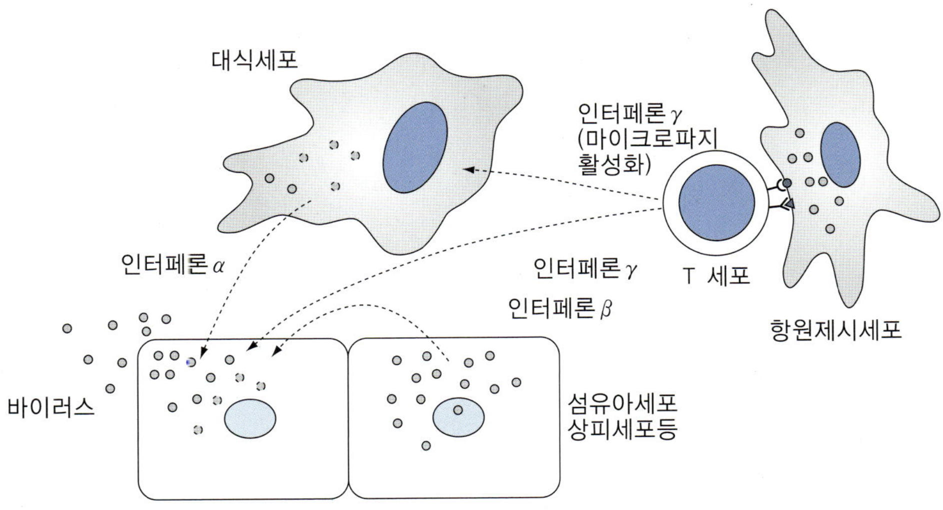

그림 16-4. ▶ 인터페론에 의한 바이러스의 억제

3. 세균 감염의 면역방어

세균(pyogenic bacteria등)이 국소면역의 장벽을 넘어서 생체내에 침입해 왔을 경우 주로 식세포(특히 호중구)의 탐식작용에 의해서 처리된다. 그램 음성균에 관해서는 보체의 활성화에 따른 견역용균 현상이 관여한다.

1) Phagocytosis 기전

체내에서 탐식 세포의 주요한 기능은 미생물체와 같은 외부물질을 국소화하고 제거하는 것이다. 이러한 목적을 달성하기 위해서는 몇 개의 통합된 작용이 필요하다. 즉 세포가 외부물질이 있는 부위로 이동하여(chemotaxis) 외부물질을 탐식한 후 몇 단계의 대사 과정을 거쳐서 외부물질을 파괴한다.

(1) Chemotaxis

화학주성작용(chemotaxis)은 화학물질에 의해 염증성 및 감염부위로 식세포의 이동을 의미한다.

호중구의 chemotaxis에 관여하는 인자로는 세균, 임파구에서 유래한 물질, 그리고 보체계에서 나온 물질(C_3a, C_5a, C_5b67) 등이 있다.

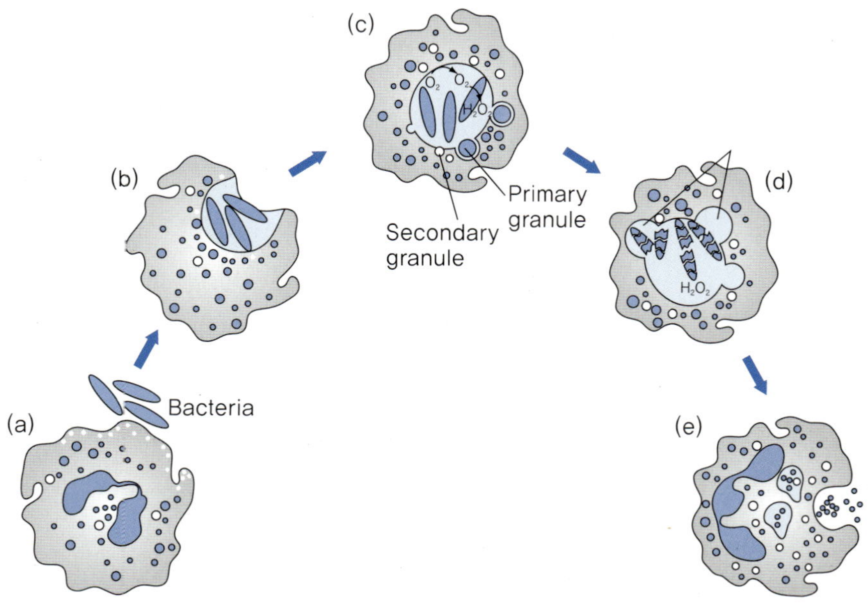

그림 16-5. ▶ 세균의 식작용단계

a) 화학주성작용, b) 부착, c) phagolysosome 형성, d)살해균의 소화 e) 균의 제거

(2) 부착( )

세균의 침입부에 접근한 호중구는 다음 단계로서 세균을 포착한다. 이러한 부착과정 (attachment phase)은 탐식세포의 세포막에 있는 Ig의 Fc 수용체와, 보체 (C_3b)에 대한 수용체 및 lectins등의 관여로 일어난다.

세균에 대한 탐식작용을 가능하게 하고, 촉진하는 것으로서 항체와 보체가 있다. 호중구의 표면에는 IgG 의 Fc부에 대한 수용체와 활성화보체 제 3 성분(C_3b)에 대한 수용체가 존재한다. 세균에 항체가 결합하면, 그 항체의 Fc부는 Fc 수용체를 지닌 호중구에 포착되게 된다. 이어서 보체계가 활성화되면, 그 결과 생긴 C_3b가 세균표면에 결합하면 C_3b의 결합을 받은 세균은 보체 수용체를 지닌 호중구에 포착된다.

이들, 항체와 보체의 세균에의 결합은 세균표면의 감수성을 높이고, 호중구가 균을 흡수하기 쉽도록 하고 있다. 이러한 탐식작용을 촉진하는 물질을 opsonin이라하며 그 작용을 opsonization이라한다.

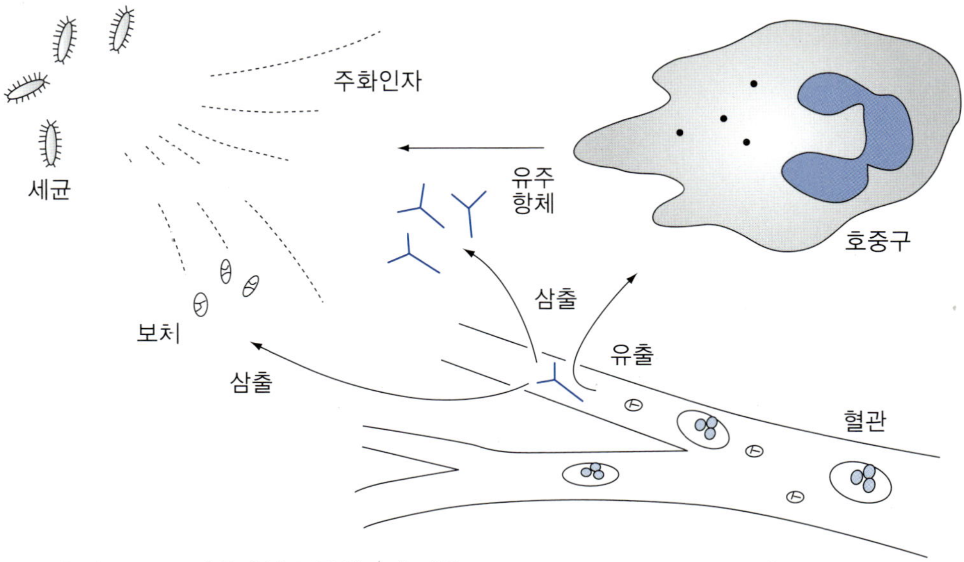

그림 16-6. ▶ 코체유래성 주화인자의 작용

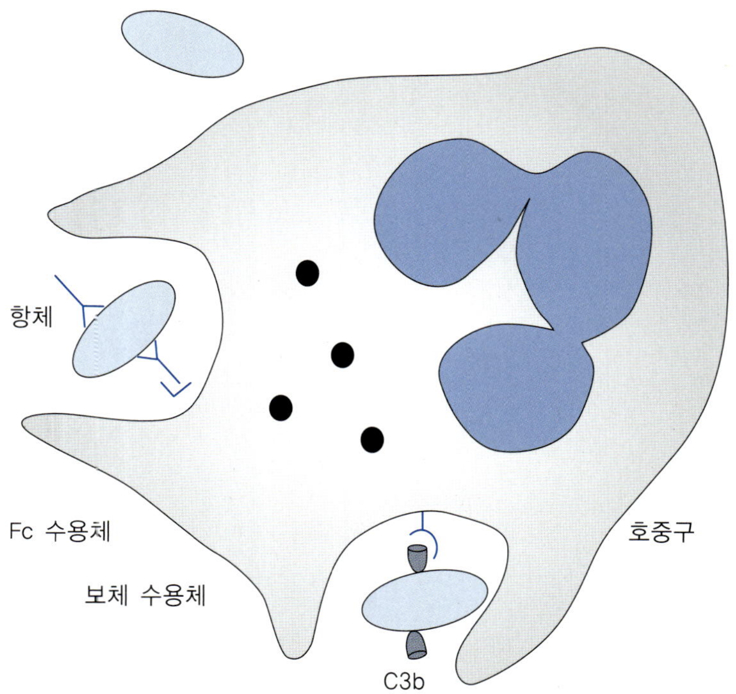

그림 16-7. ▶ 식세포의 옵소닌 작용

(3) 섭취(ingestion)과정

섭취(ingestion)과정은 이물질을 삼키는 것을 말한다. 이어서 다음 단계로 phagosome의 형성이 시작된다.

즉 이물질을 싸고 있는 막이 차츰 세포표면막으로부터 떨어져나가고 세포내로 들어가 phagocytic vacuole을 형성한다.

(4) Phagolysosome형성

백혈구내에 있는 lysosome 과립과 phagosome이 결합하여 phagolysosome 을 형성하며 각종 분해효소를 유리한다.

lysosome 과립내의 살균물질(단백분해효소 페르옥시다제 · 염기성단백 등)이 식공포내에 방출 되므로서 세균이 살균된다.

(5) 세포내 세균 사멸

소화작용(digestion) 및 살균작용(Killing)을 나타내며 이때 집괴된 호중구는 육안적으로 농(pus)으로 보여진다 탐식세포내 세균사멸방법은 산소의존 경로와 산소비의존경로로 나눌수 있다.

산소의존경로는 lysosome과 탐식세포의 결합과는 관계없이 탐식세포 안에서 일어나는 경로와 lysosome과 결합한 후 일어나는 경로로 분류된다.

산소의존경로는 탐식세포가 세균을 탐식하여 탐식포가 형성되면 탐식포막에 있는 효소(cytochrome-b)에 의하여 산소(O_2)가 과산화물 음이온(superoxide anion : O_2^-)으로 환원되고 계속하여 수산기(hydroxyl radicals : OH^-), 단일산소(singlet oxygen : $1O_2$), 그리고 과산화수소(hydrogen peroxide : H_2O_2)를 생성하게 된다. 이들을 반응산소중간체(reactive oxygen intermediate, ROI)라 부르며 ROI는 세균에 대하여 강한 독작용을 가진다. ROI 생성 경로에는 과산화효소(peroxidase)의 작용은 필요 없으나 탐식포가 lysosome과 결합하게 되면 할로겐 화합물 존재 하에 과산화수소에 작용하여 또 다른 독성산화물인 ClO^-(hypochlorite anion) 등을 생성하여 세균에 독작용을 나타낸다.

또한 대식세포가 T-cell에서 유래된 사이토카인(IFN-γ), TNF에 의해 일산화질소(NO)생성을 유도하여 세균독성작용을 나타내기도 한다. 이물질을 반응질소중간체물질(reactive nitrogen intermediate, RNI)이라한다.

① 산소의존- MPO(myeloperoxidase)비의존경로

$$NADPH + H^+ + 2O_2 \xrightarrow{\text{NADPH oxidase}} NADP^+ + 2H^+ + 2O_2^-$$

$$2O_2^- + 2H^+ \xrightarrow{\text{SOD}} {}^1O_2 + H_2O_2$$

$$\downarrow$$

$$2H_2O + O_2$$

$$O_2^- + H_2O_2 \longrightarrow {}^1O_2 + 2OH^-$$

② 산소의존-MPO((myeloperoxidase)의존경로

$$Cl^- + H_2O_2 \xrightarrow{\text{MPO}} OCl^- + H_2O$$

$$OCl^- + H_2O \xrightarrow{\text{MPO}} {}^1O_2 + Cl^- + H_2O$$

③ 산소비의존경로

표 16-1. 산소 비의존물질 및 기능

보조분자	기능
카텝신(Cathepsin)	세균막손상
디펜신(defensin)	세균막손상
lysozyme	세포벽 펩티드글리칸 분해
lactoferrin	증식세균으로부터 이온제거(철분박탈)
단백분해효소, 가수분해효소	사멸된 세균 소화
염기성 단백	균의 호흡저해 및 분열억제
산(낮은 PH)	균증식 방지

④ 산화질소의존 살해작용

$$O_2 + \text{L-arginine} \xrightarrow[\text{IFN-}\gamma\text{, TNF}]{\text{NOS(NO 합성효소)}} NO + \text{L-citrulline}$$

2) 식세포기능에 대한 세균 저항성

탐식작용에 대해 세균은 저항성을 보이며 증식될 수 있다.

세균의 식작용방해기전은 다음과 같다.

(1) 화학주성억제 및 독성작용 ; 연쇄상구균의 streptolysin

(2) 탐식억제 : K. pneumoniae, strep.pneumoniae, H. influenzae, Cryptococcus neoformans의 협막(다당질), 대장균(E.coli)의 O, K항원, 장티푸스균(S. typhi)의 Vi 항원, 연쇄구균의 M 단백

(3) phagolysosome형성억제 : 결핵균(Mycobacteria)의 lysosome융합억제

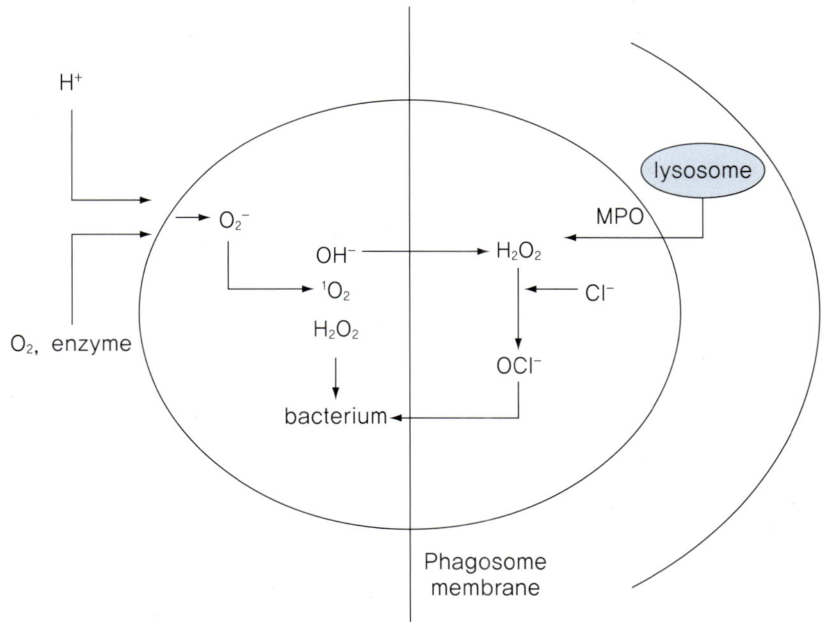

그림 16-8. ▶ 산소의존 세균파괴기전

3) 면역용균현상에 의한 항균작용기전

리소자임은 세포표면의 펩티도글리칸(peptidoglycan)을 파괴하고 살균작용을 보이지만, 그램 음성균 표면의 당지질은 그 작용에서 균을 보호하고 있다. 이때 보체계의 활성화에 의해 그 당 지질은 제거되고, 리소자임이 작용할 수 있게 된다. 보체계의 활성화가 진행하여, C_5b6789가 형성되어 세균막에 결합하면, 그것은 막공격복합체(membrane attack complex)로서 세균막에 구멍을 내어 용균으로 유도한다(그림 16-9).

그램 양성균에는 이 면역 용균현상은 잘 생기지 않지만, 그램 음성균에 대해서는 유효한 세균방어 기전이 된다. 특히 나이세리아 속(Neisseria)에 대해서는 중요한 방어기전이다.

면역용균현상에 관여하는 IgM항체는 보체 활성화를 가장 효율적으로 유도하는 면역글로불린이며 IgG_1, IgG_3의 항체도 보체를 활성화한다. 따라서 가장 면역용균을 초래하기 쉬운 항체는 IgM이다.

4) 세포내 기생성 세균·진균의 방어

세균에 따라 숙주세포내기생세균과 세포외기생세균으로 분리 한다. 세포외기생세균에 대한 면역은 주로 항체매개면역반응으로 세포내기생세균에 대한 면역은 주로 세포매개면역반응으로 대응한다.

식세포(호중구)의 살균작용에 저항성을 보이는 세균으로 결핵균(M.tube rculosis) · 살모넬라균(salmonella) · 리스테리아균(Listeria) · 나균 · 부르셀라균(Brucella) 등이 있으며 세포내기생성 세균(intra cellular facultative bacteria)으로 호칭된다.

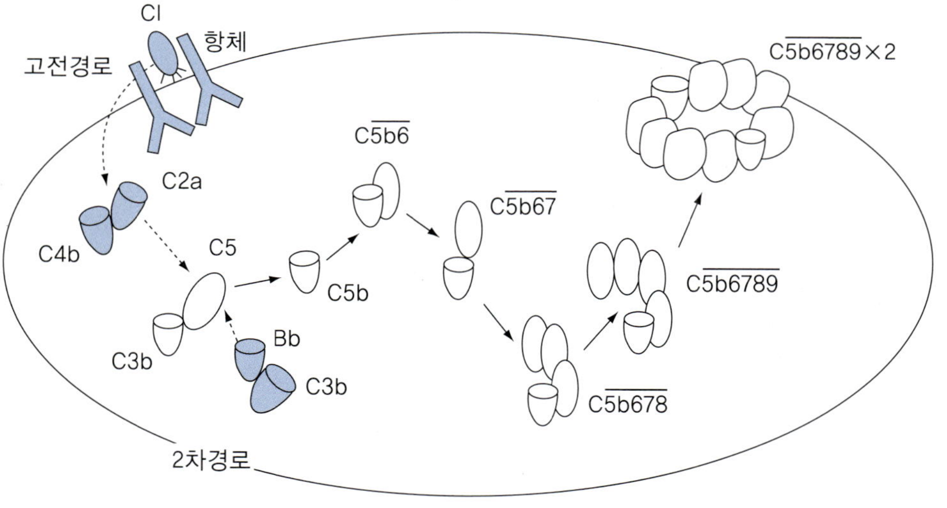

그림 16-9. ▶ 보체활성화 작용에 따른 용균작용

호중구는 수명이 짧은 세포이기 때문에, 탐식한 균의 처리를 끝내기 전에 수명이 다 되어, 균의 증식을 허용하게 된다. 이와 같은 세균을 처리하는 데는 수명이 긴 대식세포에 의한 탐식살균 작용이 중요하게 된다.

탐식에 의해서, 혹은 균 자신의 침입에 의해서 대식세포 내에 들어온 세균은, 그대로는 충분한 살균작용을 받지 않고, 세포 내에서 증식하기도 한다. 이들 세균들을 살균 하려면 대식세포의 살균 물질 생산 대사계의 활성화가 필요하다.

이와 같은 대식세포의 활성화는 세균 유래의 물질에 의해서도 발생하지만, T세포가 생성하는 림포카인이 중요하다. 림포카인 종류로 대식세포 활성화인자[macrophage activating factor(MAF)]가 있으며 인터페론-γ (IFN-γ)는 그 중 한 가지이다. 그 외에도 혈관 투과성 인자[vascular permeability factor (VPF)]나 대식세포 주화 인자[macrophage chemotactic factor(MCF)]등이 있으며, 식세포가 혈관내로부터 유출되어 세균의 침입부에 집합하는 것을 보조한다(그림 16-10)

세균의 존재부에 도달한 대식세포는 MAF등의 작용에 의해 활성화되고 충분한 탐식 살균작용을 한다. 살균물질로서는 호중구의 경우와 마찬가지로 반응산소중간체(ROI), 리소자임, 염기성단백, 지방산, 반응질소중간체(RNI)물질등이 관여한다. 또한 중성프로테아제 · 에스테라제 · 콜라게나제 등의 단백분해 효소가 방출되어 조직을 손상케 하기도 한다. 대식세포에서 생성되는 프로스타그란딘 E_2는 림프구의 반응을 억제하고, 림포카인의 생성을 감소시킨다. 대식세포의 작용에는 이와 같은 살균작용 이외에 이물질이나 노폐물을 소화하여 제거하는 청소 역할 등이 있다(표 16-2) .

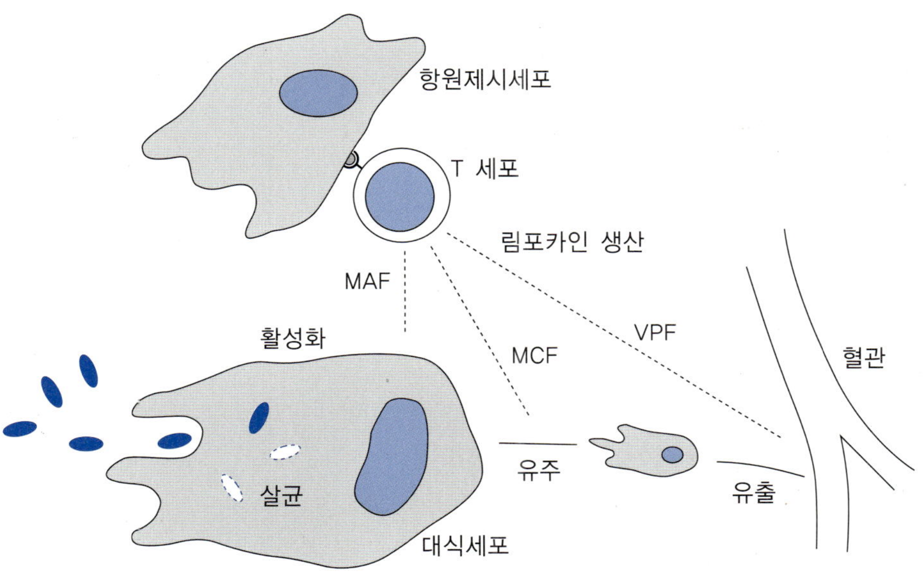

그림 16-10. T-cell에서 생성되는 Lymphokine의 작용

표 16-2. 대식세포의 기능	
작용	기능
식작용	노폐조직이나 이물처리 세균, 진균, 원충의 탐식살상 바이러스 불활성화
림프구 기능 보조역활	항원처리 및 제공 증식, 분화유도(IL-1) 살해활성 증강(IFN)
항종양작용	살해세포 항종양물질생성(TNF)
염증형성	지연형알러지반응
보체 생성	C_1~C_5, Properdin, factor B, factor D
면역제 생성	prostaglandin(PG)-E_2

세포내기생세균들에 대한 숙주방어기전으로 지연형과민반응이 나타날 수 있다. 세포내기생세균의 감염시 이들 세균 항원성물질을 대식세포등이 T세포로 전달하면 활성화 T세포가 되어 여러 림포카인을 생성케된다.

이로인해 감염된 숙주세포 주위로 대식세포와 비특이염증세포들이 모여들어 감염세포를 파괴한다. 이 과정에서 원인물질이 대식세포등 조직에 오랫동안 머물러 있고 쉽게 제거되지 않으면 만성염증으로 진행되어 육아종이 형성될 수 있다.

4. 기생충의 방어

기생충에는 단세포의 말라리아·톡소플라스마·뉴모시스티스카리(진균으로도 분류)와 같은 원충과 흡충·조충·선충과 같은 다세포의 윤충이 있다. 원충의 방어기전은 대개 T세포가 생성하는 대식세포 활성화 인자(인터페론 등)에 의해 활성화된 대식세포에 의한 탐식작용이 중심으로 되어있다.

윤충 감염에서는 윤충에 대한 IgE 항체가 형성되기 쉬우며 동시에 다른 IgE도 비특이적으로 생성된다 윤충 항원이 IgE 유도인자(IL-4 등)을 생산하는 T세포를 활성화하기 때문이다. 또한 호산구의 증가가 나타나며, 그것은 윤충유래의 주화인자, T세포가 생산하는 호산구 증식인자나 주화인자(IL-5 등), 비만세포나 보체 유래의 주화인자에 의한 결과이다.

IgE 항체의 생산이나 호산구의 동원은 윤충의 배제에 중요한 작용을 한다. 윤충에 결합한 IgE항체에 IgE의 Fc부에 대한 수용체(Fcε RII)를 지닌 호산구가 또다시 결합하고, 호산구에서 리소좀 물질 · 주요 염기성단백[major basic protein(MBP)] · 활성산소가 방출되어서 살균이 된다.

즉 ADCC기전인 것이다(그림 16- 11).

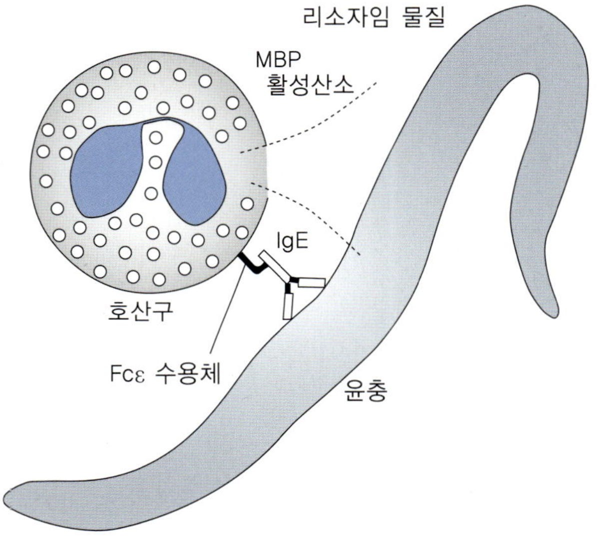

그림 16-11. ▶ 윤충에 대한 ADCC 작용

Chapter 17

학습목표

1. 이식면역의 개념을 이해한다.
2. 이식의 종류에 대해 설명한다.
3. 이식의 원리(법칙)에 대해 설명한다.
4. 동종이식편 거부반응에 대해 설명한다.
5. 숙주대 이식편반응(HVG)에 대해 설명한다.
6. 이식편대 숙주반응(GVH)에 대해 설명한다.
7. 종양면역 개념을 이해한다.
8. 종양관련항원에 대해 설명한다.
9. 종양관련 체액성 면역기전을 설명한다.
10. 종양관련 세포성 면역기전을 설명한다.
11. 종양에 대한 면역(치료)요법에 대해 설명한다.

이식면역 및 종양면역

CHAPTER 17

1. 이식면역

이식편(조직혹은 세포)이나 장기를 한 개체에서 동일 개체의 다른 부위로 또는 다른 개체에게 옮겨주는 조작을 이식편 또는 장기이식(transplantation)이라 한다. 생체가 이식한 이식편이나 장기에 대해 면역응답을 일으키는 경우를 이식면역(transplantation immunity)이라 하고 이때 이식편이나 장기를 제공받는 자를 수용자(recipient), 제공하는 자를 공여자(donor)라 한다.

1) 이식의 종류

이식장기는 이식편의 세포표면에 있는 조직적합성항원(이식항원)에 대하여 면역학적 반응에 의해 거부반응이 발생한다. 면역 억제되지 않은 수용자에서 이식편이 장기간 생착되는 경우는 조직적합성이 완전히 일치하던가 대부분이 일치할 때에 한하며 공여자와 수용자간의 유전학적 관계가 이식편의 생착기간을 크게 좌우하는 인자가 되는 것이다. 일반적으로 자가이식과 동계이식에서는 거의 거부반응이 발생하지 않으나 동종이식이 아닌 이종이식에서는 거의 대부분에서 거부반응이 발생한다.

(1) 자가이식(Auto-transplantation, autograft)

동일개체의 조직을 자신에게 이식하는 것으로 조직적합성이 일치되어 있으므로 특이적 면역응답은 발생되지 않는다. 이식편은 영구히 생착이 지속된다. 예로써, 화상환자의 화상을 입은 부위에 화상환자의 건강한 피부를 이식하는 경우가 해당된다.

(2) 동계이식(Syngenic transplantation, syngraft, isograft)

일란성 쌍생아와 같이 유전자구성이 동일한 개체끼리 이식하는 것으로 자웅을 제외하면 유전학적으로 일치한다.

(3) 동종이식(Allo-transplantation, allograft)

동일종 내에서 유전자구성이 서로 다른 개체 간에 행하여지는 이식이다. 부적합의 범위나 거부의 정도는 조직적합 유전자간의 다른 정도의 차이에 있다. 임상의 경우 조직적합성 시험을 실시하므로써 더욱 적합한 공여자를 선택하는 일이 이식 성공으로 이어지는 중요조건이 된다.

(4) 이종이식(Xeno-transplantation, xenograft)

서로 다른 종간에 행해지는 이식이다. 일반적으로 유전자구성의 현저한 불일치 때문에 강한 특이적 면역응답이 발생되어 거부된다.

2) 동종이식 거부반응의 종류

동종이식 거부반응에는 반응이 나타나는 시기에 따라 초급성 거부 반응(hyperacute rejection), 급성 거부반응(acute rejection), 만성거부반응(chronic rejection)으로 나눌 수 있다.

(1) 초급성 거부반응(Hyperacute rejection)

미리 감작되어 있는 수용자(recipient)에 장기나 조직을 이식하면 수분 내지 수 시간 내에 항체나 보체반응에 의해 거부반응이 일어난다. 이는 수용자가 높은 역가의 항체가 사전에 형성되어 있을 때 발생한다.

(2) 2차거부반응(Accelerated 2nd rejection)

촉진성 2차거부반응으로 1차이식편과 같은 공통항원결정기를 가진 2차이식편에 의한 이식 시에 거부반응이 2~5일만에 일어난다. 이것은 1차이식거부반응에 감작된 T세포의 영향으로 나타난다. 림포카인생성, 대식세포활성, 세포독성림프구 유도 등을 통해 나타난다.

(3) 급성 거부반응(Acute rejection)

초기이식(1차장기이식) 후 일반적으로 나타나는 거부반응으로 대개 1~3주 정도가 소요된다. class MHC Ⅰ, Ⅱ 항원에 감작된 T-cell, 림프구유도, 대식세포활성화, 세포독성 T-cell유도등을 통해 발생된다.

(4) 만성 거부반응(Chronic rejection)

이식 후 수개월(6)~수년 사이에 일어나게 되며 세포성, 체액성면역반응이 관여하나 세포성면역반응이 주된 역활을 하는 것으로 생각된다.

표 17-1. 동종이식거부반응 종류

거부반응 종류	소요시간	원인
초급성거부반응	수분-수시간	미리 생성되어있는 항체와 보체(항·공여자)
이차거부반응	수일(2~5일)	감작 T-cell의 재활성
급성거부반응	수일-수주	T-cell 일차 활성화
만성거부반응	수개월-수년	원인불명

3) 동종이식 거부반응관여 면역계세포와 면역반응

이식거부반응 기구로 세포성면역과 체액성 면역이 관여 하고 있는데 세포성면역으로서는 세포상해 T-cell이 이식편세포를 파괴한다고 생각된다. 또한 K-cell에 의한 ADCC(antibody-dependent cell-mediated cytotoxicity)와 마크로파지에 의한 표적세포상해도 있다. 체액성면역에서는 면역복합체를 형성하고 보체와 함께 조직상해를 일으킨다(그림 17-1).

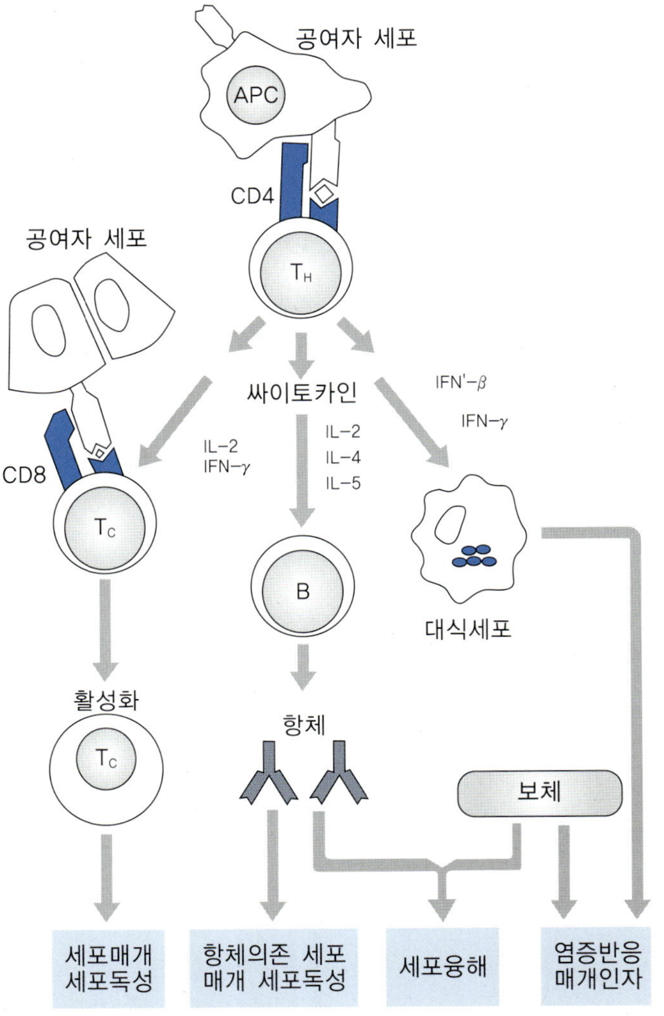

그림 17-1. ▶ 동종이식거부반응관여 면역계세포와 면역반응

4) 이식의 법칙

동일한 MHC-일배체의 근교계마우스를 이용한 이식실험에서의 이식원칙은 다음과 같다(그림 17-2).

① 공여자와 수용자가 유전적으로 동질이면 이식이 가능하다(동일근교계 끼리의 이식은 생착된다)

② 공여자와 수용자가 유전적으로 이질이면 이식은 거부된다(유전적배경이 다른 근교계간의 이식은 거부된다).

③ 수용자가 공여자의 일배체형을 가지면 이식가능하다.

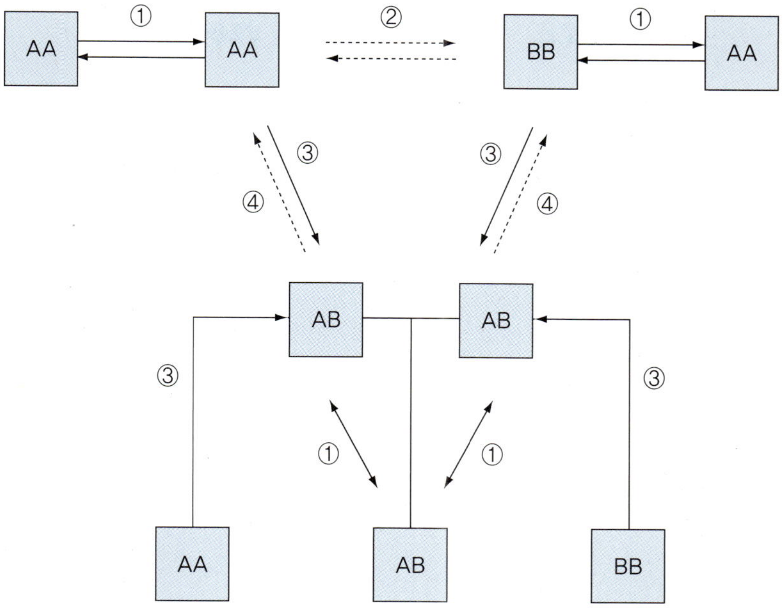

그림 17-2. 이식의 법칙

④ 공여자가 수용자의 일배체형을 가지면 이식거부된다. 이는 나머지 다른 일배체형에 의하여 거부작용이 일어나기 때문이다.

5) 숙주대 이식편반응(HVG반응)

이식편(graft)이나 장기 등을 이식하는 경우 일방적으로 숙주(host)측의 면역계가 면역응답을 나타낼 때 HVG반응(host versus graft reaction)이라 한다. 이 경우 거부반응에는 숙주와 이식편이 유전적배경에 의한 법칙이 있다(그림 17-2 참조).

이식편의 생존기간은 이종이식편<동종이식편<동계이식편 = 자가이식편순으로 길다. 거부반응기간은 공여자와 수용자간의 항원이질성 정도에 따라 다르다. 이식거부반응의 주요인자로 MHC항원 외에도 부조직적합성항원(minor histocompatibility antigen)도 관련이 있다.

이식편거부반응에도 면역학적 기억과 이차반응이 있다. 따라서 이식편이 한번 수용자에게 거부된 이식은 동일공여자로부터 취한 이차이식편을 빠르게 거부한다.

6) 이식편대 숙주반응(GVH 반응)

이식편(정상적인 면역력을 가진 T-cell이 있는 경우)이 면역력이 저하되어있는 숙주에 이식되면 이식편중의 면역능력을 가진 세포는 숙주의 조직 자체를 외부항원으로 하여 숙주세포와 조직에 손상을 가입한다. 이러한 면역반응을 GVH반응(graft versus host reaction)이라 한다.

일반적으로 항원에 대해 숙주가 항체를 생산하는데 비해 GVH반응은 숙주가 항원이 되어 이식편이 면역반응을 일으키는 형태이다.

그러나 HVG반응이 훨씬 강력하기 때문에 이로 인해 이식편은 거부당하고 GVH반응은 영향을 나타내지 않는다. GVH반응이 일어나는 경우는 이식편이 면역담당세포일 때, 이식편과 숙주사이의 MHC가 일치하지 않을 때, 숙주가 면역결핍일 때 나타난다.

7) 이식편 생착률

거부반응을 최소화하고 이식편의 생착률 향상을 위한 과정은 다음과 같다.

(1) 공여자의 선택

공여자의 선택에 있어서 중요한점은 수용자와의 주조직적합성복합체(MHC)의 동질성이며 가장이상적인 공여자는 일란성 쌍생아이다.

HLA가 일치하는 형제자매로 부터의 이식편 생착률은 95~100%에 이른다. 일배체형만 동일한 부모나 형제자매인 경우에는 HLA-D영역이 일치하여야 한다. 모든 경우 ABO 혈액형 적합성이 필수적이다.

(2) 수용자 준비사항

공여자 특이적 항-HLA 항체검사를 하여야 한다. (HLA-crossmatching). 질병감염이 없어야 하며 혈압이 정상이어야 한다.

수혈을 하면 이식성공률을 높일 수 있다(1~2주 간격으로 공혈자 혈액 100~200ml씩 5회 수혈).

(3) 면역억제요법

동종이식 거부반응의 억제를 위한 방법으로 면역억제제[(corticostreroid,

cyclophosphamide, azathioprine, cyclosporine-A, FK-586(tacrolimus), rapamycin]를 사용하거나, 방사선을 조사하는 방법(백혈병 환자의 골수이식 하기 전)이 있다.

(4) 골수이식 전략외

골수이식은 다능성조혈간세포(pluripotent hematopoietic stem cell)를 이식하는 것이며 숙주의 골수에서 증식되므로 면역계 또는 조혈계장애환자(백혈병, 림프종, 악성빈혈, 그밖 면역결핍질환)에게 적용된다. 골수이식에서 가장 이상적인 공여자는 일란성 쌍생아이다. 또한 골수이식에서 가장 중요한 것은 class Ⅱ MHC 적합성이다. 골수이식에서는 단클론항체를 사용하여 공여자의 이식편, 장기등에서 T-cell을 제거하여야 하며 수용자는 면역억제 상태가 되어있어야 한다.

기타 이식편 생착률 관계에서, 각막 이식편은 HLA-D영역의 항원이 없기 때문에 이식 생착률이 높다. 피부동종이식편은 생착률이 대단히 낮아 면역억제요법도 비효과적이나 일시적방법으로 사용되기도 한다.

2. 종양면역

종양세포의 세포표면에는 정상세포에서는 볼 수 없는 항원성 물질이 나타나며 이것을 종양 특이항원(tumor specific antigen, TSA)이라 하고 종양세포 뿐만 아니라 정상세포의 분화단계에서도 발견되는 항원성 물질을 종양관련항원(tumor associated antigen, TAA)이라 한다. .

또 일반적으로 종양세포표면에 있는 종양항원을 확인하기 위해 동물에 이식된 종양을 거부하게 만드는 종양특이항원을 종양특이이식항원(tumor specific transplantation antigen, TSTA), 종양관련항원을 종양관련이식항원(tumor associated transplantation antigen, TATA)이라고 한다.

1) 종양관련항원

(1) 태아성종양항원(oncofetal antigen, OFA)

태아조직에서 발현되는 물질로 AFP(α -fetoptotein), CEA(carcinoembry onic antigen)가 있다.

① AFP(α-fetoptotein)

분비성단백으로 정상인의 농도는 20 ng/ml 이하이며 간암, 고환암 환자에서 증가한다. 간경화, 간염 등 종양이 아닌 경우에도 증가하는 경우가 있다.

② CEA(carcinoembryonic antigen)

세포막표면과 체액에서 발견된다. 정상인의 CEA농도는 2.5 ng/ml 이내지만 직장암, 결장암인 경우에 증가된다. 종양이 아닌 만성간경화증, 폐기종, 심한흡연 등에서도 증가된다.

(2) 발암성 바이러스에 의한 종양관련이식항원(TATA)

동물에게 종양을 유발하는 바이러스로, SV-40(simian virus-40), adeno virus, Rouse virus, frend virus, Monley Rauscher virus, Gross virus 등이 있으며 사람에게 종양을 유발시키는 virus로 HTLV-1, HBV, HPV 등이 있다.

이들 바이러스에 의해 유도된 종양의 세포표면항원은 동종 바이러스에 의하여 발현된 항원과 공통항원을 가지므로 인해 모든 종양세포에서 공통으로 발현된다. 즉, 바이러스에 의한 발암인 경우에는 바이러스가 동일한 것이라면 종양이 발생한 조직 또는 개체가 다르더라도 항원성이 같은 경우가 많아 공통으로 나타난다.

(3) 발암성화학물질에 의한 종양특이이식항원

발암성화학물질에 의해 유도된 종양은 항원적 특성이 일정하지 않고 다양하다. 동일 발암성화학물질에 의해 동일동물에서 유래된 두 종양에서도 공통된 항원성을 보이지 않는다. 이러한 발암성화학물질에서 유도된 유일한 항원을 종양특이이식항원(TSTA)이라 한다.

발암성화학물질로써, 다환식 방향족 탄화수소(polycyclic aromatic hydrocar bon), 벤조피렌(benzopyrene), 메틸콜란트렌(methyl cholanthrene), 아플라톡신(aflatoxin) 등과 식품방부제용도의 질산염(nitrate), 절연재용의 석면(asbestos) 등이 있다. 그 외 물리적 발암물질로써 자외선이나 방사선조사가 있다.

2) 종양에 대한 면역반응(기전)

(1) 항체 매개면역반응

① 종양항원에 대한 항체(IgG, IgM)들은 종양세포표면에 결합하여 보체를 활성화시켜 세포독성 작용을 일으킨다.

② 옵소닌작용에 의한 탐식작용에 의해 종양세포를 파괴한다.

(2) 세포성 매개면역반응

① 세포독성 T-cell(CD8⁺)에 의한 종양세포파괴 :

T-cell에 의한 획득면역은 세포독성 T-cell(Tc-cell), 지연형 T-cell(TDTH) 및 억제성 T-cell(Ts-cell)등이 담당하고 있다.

T-cell 중에서도 암세포를 선택적으로 직접 파괴하는 것은 Tc-cell($CD8^+$)이며 MHC 제한을 받는다. TDTH는 림포카인을 생산함에 따라 활성대식세포나 LAK-cell (Lymphokine-activated killer cell)를 유도한다.

② 항체의존성 세포매개 세포독성 (antibody-dependent cell-mediated cytoto xicity : ADCC)작용에 의해 파괴

종양특이항체가 종양세포표면에 결합하고 FcR을 갖고 있는 세포(NK-cell, 대식세포, 과립구 등)가 특이항체에 결합되어 암세포를 파괴하는 과정이 ADCC 작용이다.

③ 활성화된 대식세포에 의한 종양세포파괴

활성화된 대식세포(IFN-γ 에 의해 활성)는 강한 종양상해작용을 가지며 BCG(Bacillus Calmette-Guerin)또는 Propionobacteriumacnes에 의해 대식세포의 비특이활성 IL-1의 생성을 증대시키고 결과적으로 Th-cell의 기능을 활성화시킨다. IL-1은 일부 종양에 대해 세포독성 효과를 갖는다.

④ NK-cell과 LAK세포에 의한 종양파괴

NK-cell은 T-cell과는 달리 면역학적 기억과 MHC 제한성이 없으며 여러 가지 표적세포를 파괴할 수 있다. NK-cell은 활성이 낮은 Fc 수용체를 갖기 때문에 항체의존성 세포독성반응(antibody dependent cellular cytotoxicity, ADCC)에도 관여한다. 또한 NK-cell은 표적세포를 만나면 인터페론을 생성하고 NK-cell 전구세포의 빠른 분화를 촉진함으로써 NK-cell 활성도를 증가시킨다 LAK-cell은 MHC에 구속되지 않고 종양세포를 파괴하며 NK-cell과 IL-2의 존재하에 배양하면 유도된다.

3) 종양 면역요법

(1) 종양항원 특이적 면역요법

종양에 대한 항체에 항암제 등을 결합시켜 종양존재부위에 직접 투여하면 항암제를 전신에 투여하는 것보다 효과적으로 종양세포를 공격할 뿐만 아니라 부작용도 줄여줄 수 있다. 이와 같이 항암제(이외에도 toxin, radioisotope)등을 결합시킨 항체를 이용하는 종양면역요법은 특이적 수동면역요법에 해당된다.

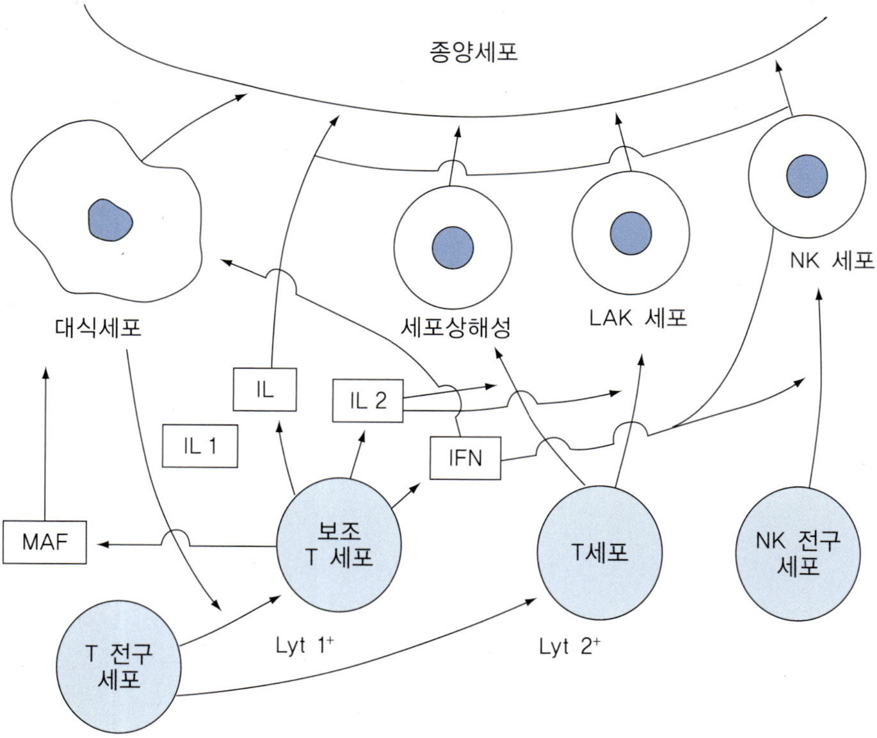

그림 17-3. ▶ 종양세포에 대한 면역 반응

(2) 비특이적 능동면역요법

종양인 상태에서 기능부전인 림프계 세포의 기능을 활성화하여 면역반응을 증강시키는 것을 목적으로 하는 방법이다.

사용되는 면역자극제는 세균성제재[BCG, 용혈성연쇄상 구균제재 (OK-432, MDP, Nocardia제재)], 싸이토카인(IL-2, IFN, TNF-α 등), 흉선호르몬제(Thymosin, Thymopoiethin), 합성분자(poly I : C, pyrimidine) 등이 있다.

표 17-2. 비특이 면역요법제

산물	예	주된 효과
세균생성물	BCG, P. acnes, muramyl dipeptide, trehalose, dimycolate	대식세포, NK 세포 활성
합성분자	poly I : C, pyrimidines	인터페론 생성유도
싸이토카인	IFN-α, β, γ, IL-2, TNF-α	대식세포, NK 세포 활성

(3) 비특이적 수동면역요법

암환자의 림프구나 환자와 MHC가 일치하는 건강인의 림프구를 IL-2와 배양하면 분열증식후 항원 비특이적인 세포상해성을 갖는 림프구(Lymphokine activated killer cell, LAK)가 생산되는데 이것을 환자에게 이입하는 방법이다.

한글찾아보기

ㅊ

ㅋ

ㅌ

ㅍ

ㅎ

영문찾아보기

V

W

X

저자와의
협의하에
인지생략

임상면역학

2001년 8월 20일 제1판 발행
2009년 3월 10일 제2판 발행
2012년 6월 15일 제2판 2쇄 발행
2014년 8월 10일 제2판 3쇄 발행

정가 20,000원

저 자 : 서 설
발행자 : 최병진

발행처 : 도서출판 고려의학
(136-023) 서울시 성북구 성북로9길 1 115-24 보문빌딩 3층
Tel. 765-0333 / 0337
Fax. 743-2288

ISBN 978-89-7043-700-2